中醫典藏真本叢刊

金匱要略方論

（影印校勘本）

〔漢〕張仲景　述
張永泰　校訂

全國百佳圖書出版單位
中國中醫藥出版社
北京

圖書在版編目（CIP）數據

金匱要略方論：影印校勘本 /（漢）張仲景述；張永泰校訂 . —北京：中國中醫藥出版社，2023.12

（中醫典藏真本叢刊）

ISBN 978 – 7 – 5132 – 8300 – 7

Ⅰ . ①金…　Ⅱ . ①張…　②張…　Ⅲ . ①《金匱要略方論》Ⅳ . ① R222.3

中國國家版本館 CIP 數据核字（2023）第 130437 號

中國中醫藥出版社出版

北京經濟技術開發區科創十三街 31 號院二區 8 號樓

郵政編碼　100176

傳真　010-64405721

天津圖文方嘉印刷有限公司印刷

各地新華書店經銷

開本 710 × 1000　1/16　印張 17.75　字數 174 千字

2023 年 12 月第 1 版　2023 年 12 月第 1 次印刷

書号　ISBN 978 – 7 – 5132 – 8300 – 7

定價　72.00 元

網址　www.cptcm.com

服 務 熱 線　010–64405510

購 書 熱 線　010–89535836

維 權 打 假　010–64405753

微信服務號　zgzyycbs

微商城網址　https://kdt.im/LIdUGr

官 方 微 博　http://e.weibo.com/cptcm

天猫旗艦店網址　https://zgzyycbs.tmall.com

如有印裝品質問題請與本社出版部聯繫（010-64405510）

内容提要

《金匱要略方論》爲漢末張仲景所著。成書後由於戰火連年，撰訖不久即散亂於世。後經晉代王叔和整理、北宋校正醫書局林億等人編校而成，名爲《金匱要略方論》，後世習稱《金匱要略》。書名「金匱」，言其重要和珍貴之意；「要略」，言其簡明扼要之意，表明本書内容精要，價值珍貴，應當珍藏和應用。

全書3卷，共25篇，載方260餘首，列舉病證60餘種。内容包括内科雜病、婦科、急救、飲食禁忌等25篇。所述病證以内科雜病爲主，兼有部分外科、婦産科等病證，特别是急救、雜療、飲食禁忌等内容，對中醫急診學、養生學的發展奠定了基礎。《金匱要略方論》也是我國現存最早的一部診治雜病的專著，是張仲景創立辨證論治理論體系的代表作。古今醫家對本書推崇備至，稱之爲「方書之祖」「醫方之經」，後世奉爲治療雜病之圭臬。

爲便於廣大讀者研習，我們據明趙開美摹宋復刻本爲底本，廣泛汲取了《金匱

要略方論》校勘成果，對書中脱漏、倒置、衍文、訛誤等進行校勘附於文末，以便
學習時參考。

出版者的话

中醫典籍是中華民族文化寶庫中之瑰寶，其源遠流長，傳千載而不衰，統百世而未墜，在中醫學術發展的歷史長河裏，發揮了不可替代的關鍵作用。

爲保護中醫文化遺產，傳承中醫學術，弘揚中華民族醫藥文化，促進中醫藥事業繁榮與發展，我們特推出《中醫典藏真本叢刊》以饗讀者。

本書收選的原則：一是版本最精、品相最佳的珍本、善本；二是具有代表性和重要性的中醫經典之作；三是具有學術研究和文獻收藏價值的珍貴典籍。在所選版本中不乏珍稀的宋版和元版典籍。我們以「繼絶存真，傳本揚學」爲宗旨，使這些經典的珍稀之作，從圖書館深藏的版本室裏擺上學者的書案，便於研讀，爲學界所用，爲大眾所共用，即可免去使用善本時去圖書館奔波查閲之苦，也可免去使用現代校點本時發生的以訛傳訛之害。正如清嘉慶時著名版本學家、校勘學家顧千里所感歎：「宋元本距今遠者八百餘年，近者不足五百年，而天壤間乃已萬不一存。」故而呼籲：「舉斷不可少之書而墨之，勿失其真，是縮今日爲宋元也，是緩千百年爲今日也。」

由於中醫典籍在流傳中，難免有缺殘、蠹蝕、漫漶之處，或脱漏、倒置、衍文、訛誤等，爲便於閱讀，我們在廣泛汲取當代中醫文獻學、校勘學等方面的研究成果進行了校勘，以便研讀時參考。本書既有珍稀的版本學價值，又是難得的經典範本，是學習和研究中醫經典必備的重要讀本。

中國中醫藥出版社

二〇二三年六月

校訂説明

《金匱要略》爲漢末張仲景所著，爲最早研究中醫雜病專著，是張仲景創立辨證論治理論體系的代表作。古今醫家對本書推崇備至，稱之爲「方書之祖」「醫方之經」，後世奉爲治療雜病之圭臬。

成書後由於戰火連年，撰訖不久即散亂於世。後經晉代王叔和整理、北宋校正醫書局林億等人編校而成，名爲《金匱要略方論》，後世習稱《金匱要略》。

一、底本與校本

1. 底本：本書是以明趙開美摹宋刻本爲底本。

2. 校本：《新編金匱方論》元鄧珍刻本（簡稱鄧刻本）；《金匱玉函經》（簡稱《玉函》），人民衛生出版社影印本；《古今醫統正脉全書·金匱玉函要略方論》（簡稱醫統本）；《注解傷寒論》，人民衛生出版社影印本；《脉經》，元廣勤書堂本；《諸病源候論》（簡稱《病源》），人民衛生出版社影印本；《備急千金要方》（簡稱《千金要方》），人民衛生出版社影印本；《千金翼方》，人民衛生出版社影印本；《外臺秘要》（簡稱《外臺》），人民衛生出版社影印本；《太平聖惠方》（簡稱《聖惠方》，人民衛生出版社排印本）。

二、校勘

遵照對校、本校、他校、理校四法進行必要的校勘，以對校爲主，慎用理校，不輕易擅改妄改，以免破壞原文原義。凡有改正，均撰寫校勘記。

三、漫漶不清處以虛缺號「□」表示。原書古字、異體字、俗寫字不予校勘。通假字、避諱字首見出校勘記。

四、所校内容能夠明確判斷存有誤、脱、衍、倒等錯誤的撰寫校勘記；對版本異同及存疑待考的保持原文原貌，如有研習參考價值的在校勘記中予以説明。

五、本書整理中主要參考的著作有：何任主編《金匱要略校注》（人民衛生出版社 2013 年版）、郭靄春、王玉興編著《金匱要略校注語譯》（中國中醫藥出版社 2021 年版）等著作。

六、爲便於查閱，書後附有方劑索引。

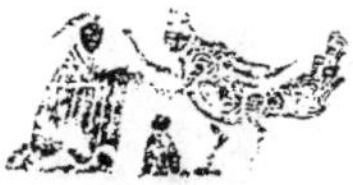

刻仲景全書序

歲乙未。吾邑疫癘大作。予家臧獲。率六七就枕席。吾吳和緩明卿沈君南昉在海虞。藉其力而起死亡殆徧。予家得大造于沈君矣。不知沈君操何術而若斯之神。因詢之。君曰。予豈探龍藏秘典剖青囊奥旨而神斯也哉。特于仲景之傷寒論窺一斑兩斑耳。予曰。吾聞是書于家大夫之日久矣。而書肆間絕不可得。君曰予誠有之。予讀而知其為成無已所解之書也。然而魚亥不可正。句讀不可離矣。已而攜得數本。字為之正。句為之離。補其脫略。訂其舛錯。沈君曰是可謂完書。仲景之忠臣也。予謝不敏。先大夫命之爾。其板行。斯以惠厥同胞。不肖孤曰惟惟。沈君曰。金匱要略仲景治雜證之秘也。盡并刻之。以見古人攻擊補瀉緩急調停之心法。先大夫曰：小子識之。不肖孤曰：敬哉。既合刻則名何從。先大夫曰：可。执命之名仲景全書。既刻已。復得宋板傷寒論焉。予曩固知成注非全文。及得是書。不啻拱璧。轉卷間而後知成之荒也。因復并刻之。所以承先大夫之志歟。又故紙中檢得傷寒類證三卷。所以隱括仲景之書。去其煩而歸之簡。聚其散而彙之一。其于病證脈方若標月指之明且盡。仲景之法于是粲然無遺矣。乃并附于後。予因是哀夫世之人向故不得盡命而死也。夫仲景殫心思于軒岐。辨證候于絲髮。著為百十二方。以全民命。斯何其仁且愛。而躋一世于仁壽之域也。乃今之業醫者。舍本逐

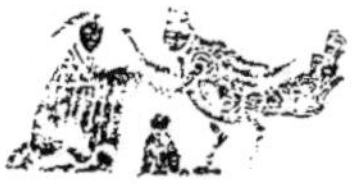

末。超者曰東垣。局者曰丹溪已矣。而家稱
高識者則玉機微義是宗。若素問若靈
樞若玄珠密語則咯焉茫乎而不知旨
歸。而語之以張仲景劉河間幾不能知
其人與世代。猶靦然曰吾能已病足矣。
奚高遠之是務。且于今之讀軒岐書
者。必加誚曰。是夫也徒讀父書耳。不知
兵變已。夫不知變者世誠有之。以其

變之難通而遂棄之者。是猶食而咽也去食以求養生者哉。必且不然矣。則今日是書之刻。烏知不爲肉食者大噬乎。說者謂陸宣公達而以奏疏醫天下。窮而聚方書以醫萬民。吾子固悠然有世思哉。予曰不不。是先大夫之志也。先大夫固嘗以奏疏醫父子之倫。醫朋黨之漸。醫東南之民瘼。以直言敢諫

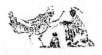

醫諂諛者之膏肓。故躓之因多。違之因少。而是書之刻也。其先大夫宣公之志與。今先大夫殁垂四年。而書成。先大夫處江湖退憂之心。盖与居廟堂進憂之心同一無窮矣。客曰。子實為之。而以為先公之志。殆所謂善則稱親與。不肖孤曰。不不。是先大夫之志也。

萬曆己亥三月穀旦。海虞清常道

人趙開美序。

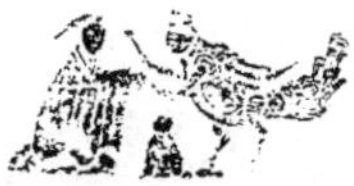

金匱要畧方論序

張仲景為傷寒卒病論。合十六卷。今世但傳傷寒論十卷。雜病未見其書。或於諸家方中載其一二矣。翰林學士王洙在館閣日。於蠹簡中得仲景金匱玉函要畧方三卷。上則辯傷寒。中則論雜病。下則載其方。并療婦人。乃錄而傳之士流。才數家耳。甞以對方證對者施之於人。其效若神。然而或有證而無方。或有方而無證。救疾治病。其有未備。國家詔儒臣校正醫書。臣奇先校定傷寒論。次校定金匱玉函經。今又校成此書。仍以逐方次於證候之下使倉卒之際便於檢用也又採散在諸家之方附於逐篇之末以廣其灋以其傷寒文多節畧故所自雜病以下終於飲食禁忌凡二十五篇除重復合二百六十二方勒成上中下三卷依舊名曰金匱方論臣奇嘗讀魏志華佗傳云出書一卷曰此書可以活人每觀華佗凡所療病多尚奇怪不合聖人之經臣奇謂活人者必仲景之書也大哉炎農聖灋屬我盛旦恭惟主上丕承大統撫育元元頒行方書拯濟疾苦使和氣盈溢而萬物莫不盡蘇矣　太子右贊善大夫臣高保衡尚書都

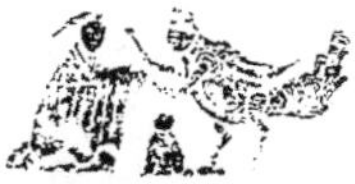

官員外郎臣孫奇尚書司封郎中充祕閣校理臣林億等傳上

仲景金匱録岐黄素難之方近将千卷患其混雜煩重有求難得故周流華裔九州之内收合奇異捃拾遺逸揀選諸經筋髓以為方論一編其諸救療暴病使知其次第凡此藥石者是諸僊之所造服之将来固無夭横或治療不早或被師誤幸具詳焉

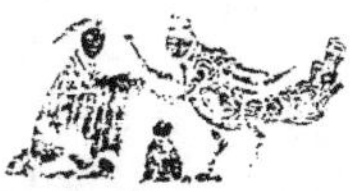

金匱要略序

聖人設醫道以濟夭枉。俾天下萬世人盡天年。慱施濟衆。仁不可加矣。其後繼聖開學。造極精妙。著于時。名于後者。和緩扁倉之外。亦不多見。信斯道之難明也。與漢長沙太守張仲景。以穎特之資。徑造閫奥。於是採摭羣書。作傷寒卒病論。方合十六卷。以淑後學。遵而用之。困甦廢起。莫不應效若神。迹其功在天下。猶水火穀粟然。是其書可有而不可無者也。惜乎後之傳者。止得十卷。而六卷則亡之。宋翰林學士王洙。偶得雜病方三卷於蠹簡中。

名曰金匱方論。即其書也。豐城之劍。不終埋沒。何其幸耶。林億等奉旨校正。並板行于世。今之傳者。復失三卷。豈非世無和氏而至寶妄倫於荊石與。僕幼嗜醫書。旁索羣隱。乃獲于盱之丘氏。遂得與前十卷。表裏相資。學之者動免掣肘。嗚呼。張茂先嘗言。神物終當有合。是書也。安知不有所待而合顯於今也。故不敢秘。特勒諸梓。與四方共之。由是張氏之學不遺。軒岐之道昭著。林林總總。壽域同躋。豈曰小補之哉。後至元庚辰樵川玉佩鄧珍敬序

金匱要畧方論

卷上〔一〕

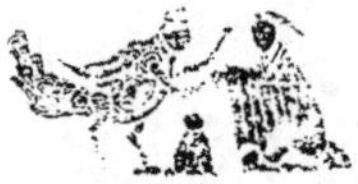

腹滿寒疝宿食第十　論一首　脉證十六條　方十八首（七四）

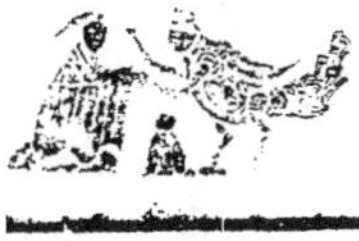

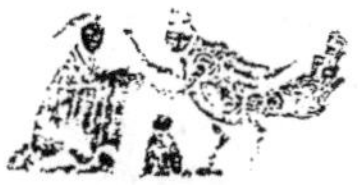

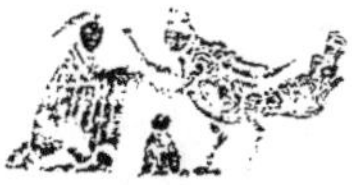

治食芹菜中龍精毒方〔二三五〕

治食苦瓠中毒方〔二三六〕

治凡飲食中毒方〔二三七〕

貪食食多不消心腹堅滿痛治之方〔二三八〕

仲景全書目録終

金匱要畧方論卷上　仲景全書二十四

漢　長沙守　張　機仲景述
晉　太醫令　王叔和　集
宋　尚書司封郎中充秘閣校理臣林億詮次
明　虞山人　趙開美　校刻

臟腑經絡先後病脈證第一

論十三首　脉證二條

問曰。上工治未病。何也。○師曰。夫治未病者。見肝之病。知肝傳脾。當先實脾。四季脾王。不受邪。即勿補之。中工不曉相傳。見肝之病。不解實脾。惟治肝也。夫肝之病。補用酸。助用焦苦。益用甘味之藥調之。酸入肝。焦苦入心。甘入脾。脾能傷腎。腎氣微弱。則水不行。水不行。則心火氣盛。則傷肺。肺被傷。則金氣不行。金氣不行。則肝氣盛。則肝自愈。此治肝補脾之要妙也。肝虛則用此法。實則不在用之。經曰。虛虛實實。補不足。損有餘。是其義也。餘藏準此。

○夫人稟五常。因風氣而生長。風氣雖能生萬物。亦能害萬物。如水能浮舟。亦能覆舟。若五臟元真通暢。人即安和。客氣邪風。中人多死。千般疢難。不越三條。一者經絡受邪。入臟腑。為內所因也。二者四肢九竅。血脉相傳。壅塞不通。為外皮膚所中也。三者房室金刃。蟲獸所傷。以此詳之。病由都盡。若人能養慎。不令邪風干忤經絡。適中經絡。未流傳腑臟。即醫治之。四肢纔覺重滯。即導引吐納。鍼灸膏摩。勿令九竅閉塞。更能無犯王法。禽獸災傷。房室勿令竭乏。服食節其冷熱苦酸辛甘。不遣形體有衰。病則無由入其腠理。腠者。是三焦通會元真之處。為血氣所注。理者。是皮膚臟腑之文理也。○

問曰。病人有氣色見於面部。願聞其說。○師曰。鼻頭色青。腹中痛苦冷者死。一云。腹中冷苦痛者死。鼻頭色微黑者。有水氣。色黃者。胸上有寒。色白者。亡血也。設微赤。非時者。死。其目正圓者。痓❶。不治。又色青為痛。色黑為勞。色赤為風。色黃者。便難。色鮮明者。有留飲。

師曰。病人語聲寂然。喜驚呼者。骨節間病。語聲喑喑然不徹者。心膈間病。語聲啾啾然細而長者。頭中病。一作痛。

師曰。息搖肩者。心中堅。息引胸中上氣者。欬。息張口。短氣者。肺痿唾沫。

師曰。吸而微數。其病在中焦。實也。當下之即愈。虛

【校勘】

❶痓：《注解傷寒論·辨痓濕暍脉證》成注：「痓，當作痙。傳寫之誤。」《說文·疒部》：「痙，彊急也。」一作「痙」爲是。

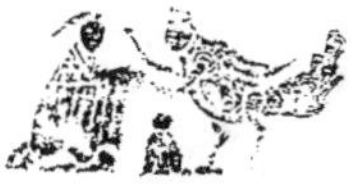

者不治。在上焦者。其吸促。在下焦者。其吸遠。此皆難治。呼吸動搖振振者不治。

師曰。寸口脉動者。因其王時而動。假令肝王色青四時各隨其色。肝色青而反色白。非其時色脉。皆當病。

問曰。有未至而至。有至而不至。有至而不去。有至而太過。何謂也。○師曰。冬至之後。甲子夜半。少陽起。少陰之時。陽始生。天得温和。以未得甲子。天因温和。此為未至而至也。以得甲子。而天未温和。為至而不至也。以得甲子而天大寒不解。此為至而不去也。以得甲子而天温如盛夏五六月時。此為至而太過也。

師曰。病人脉浮者在前。其病在表。浮者在後。其病在裏。腰痛背强。不能行。必短氣而極也。

問曰。經云厥陽獨行。何謂也。○師曰。此為有陽無陰。故稱厥陽。

問曰。寸脉沈大而滑。沈則為實。滑則為氣。實氣相搏。血氣入臟即死。入腑即愈。此為卒厥。何謂也。○師曰。唇口青。身冷。為入臟。即死。如身和。汗自出。為入腑即愈。

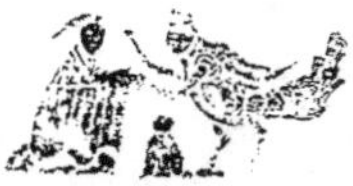

問曰。脉脫入臟即死。入腑即愈。何謂也○師曰。非為一病。百病皆然。譬如浸淫瘡。從口起❶。流向四肢者可治。從四肢流來入口者。不可治。病在外者可治。入裏者即死。

問曰。陽病十八。何謂也○師曰。頭痛。項腰脊臂脚掣痛。

陰病十八。何謂也○師曰。欬上氣喘噦咽。腸鳴脹滿。心痛拘急。五臟病各有十八。合為九十病。人又有六微。微有十八病。合為一百八病。五勞七傷六極。婦人三十六病。不在其中。清邪居上。濁邪居下。

【校勘】

❶起：疑衍。本書《瘡癰腸癰浸淫病脉證并治》："浸淫瘡，從口流向四肢者，可治。"無"起"字，當據刪。

大邪中表，小邪中裏，槃飪之邪從口入者，宿食也。五邪中人，各有法度，風中於前，寒中於暮，濕傷於下，霧傷於上，風令脉浮，寒令脉急，霧傷皮腠，濕流關節，食傷脾胃，極寒傷經，極熱傷絡。

問曰：病有急當救裏、救表者，何謂也？○師曰：病醫下之，續得下利清穀不止，身體疼痛者，急當救裏；後身體疼痛，清便自調者，急當救表也。○夫病痼疾加以卒病，當先治其卒病，後乃治其痼疾也。○師曰：五臟病各有得者愈；五藏病各有所惡，各隨其所不喜者為病。病者素不應食，而反暴思[1]之，必

【校勘】

❶ 思：亨和本作「食」。義勝。

發熱也。○夫諸病在藏欲攻之。當隨其所得而攻之。如渴者。與猪苓湯。餘皆倣此。

痓濕暍病脉證第二

論一首　脉證十二條　方十一首

太陽病。發熱無汗。反惡寒者。名曰剛痓。一作痙。餘同。○太陽病。發熱汗出而不惡寒。名曰柔痓。○太陽病。發熱脉沉而細者。名曰痓。爲難治。○太陽病。發汗太多因致痓。○夫風病下之則痓。復發汗。必拘急。○瘡家雖身疼痛。不可發汗。汗出則痓。病者身熱足寒。頸項强急。惡寒。時頭熱。面赤目赤。

獨頭動搖。卒口噤。背反張者。痓病也。若發其汗者。寒濕相得❶。其表益虛。即惡寒甚。發其汗已。其脉如蛇。一云其脉浛❷。◯暴腹脹大者。為欲解。脉如故。反伏❸弦者。痓。◯夫痓脉按之緊如弦。直上下行。一作築築❹而弦。脉經云。痓家其脉伏堅。直上下。◯痓病有灸瘡。難治。◯脉經云痓家其脉伏堅。直上下。

太陽病。其證備。身體强。几几然。脉反❺沈遲。此為痓。括蔞桂枝湯主之。

括蔞桂枝湯方

括蔞根二兩　桂枝三兩　芍藥三兩

【校勘】

❶相得：亨和本作「相搏」。《直解》作「相搏」。

❷浛：醫統本作「浛浛」。浛，同涵。《方言》：「浛，沉也。」

❸伏：《玉函》卷二第一作「復」。

❹築築：脉跳動急速貌。《諸病源候論》卷一《風痓候》作「策策」。

❺反：《玉函》《脉經》卷八第二無「反」字。

甘草二兩　生姜三兩　大棗十二枚

右六味。以水九升。煑取三升。分溫三服。取微汗。汗不出。食頃。啜熱粥發之。

太陽病。無汗而小便反少。氣上衝胸。口噤不得語。欲作剛痓。葛根湯主之。

葛根湯方

葛根四兩　麻黄三兩去節　桂二兩去皮

芍藥二兩　甘草二兩炙　生姜三兩

大棗十二枚

右七味。㕮咀。以水七升。先煑麻黄葛根。減二升。

去沫。内。諸藥煑取三升。去滓。温服一升。覆取微似汗。不須啜粥。餘如桂枝湯法。將息。及禁忌。

痓❶為病。一本痓字上有剛字 胷滿口噤。臥不着席。脚攣急。必齘齒。可與大承氣湯。

大承氣湯方

大黃四兩酒洗　厚朴半斤炙去皮　枳實五枚炙

芒硝三合

右四味。以水一斗。先煑二物。取五升。去滓。内大黃。煑取二升。去滓。内芒硝。更上火微一二沸。分温再服。得下止服。

【校勘】

❶痓：《玉函》《脉經》卷八第二、《甲乙》卷七第四「痓」上并有「剛」字。

太陽病，關節疼痛而煩[1]，脉沉而細[2]（一作緩）者，此名濕痹。（玉函云中濕）濕痹之候，小便不利，大便反快，但當利其小便。◎濕家之為病，一身盡疼，（一云疼煩）發熱，身色如熏黃也。◎濕家，其人但頭汗出，背强，欲得被覆向火。若下之早則噦，或胸滿，小便不利[3]，（一云利）舌上如胎者，以丹田有熱，胸上[4]有寒，渴欲得飲而不能飲，則口燥煩[5]也。◎濕家下之，額上汗出，微喘，小便利（一云不利）者，死；若下利不止者，亦死。◎風濕相搏，一身盡疼痛，法當汗出而解，值天陰雨不止，醫[6]云此可發汗，汗之病不愈者，何也？蓋發其汗，汗大出者，

仲景全書 〈八〉 卷二 七

【校勘】

❶ 而煩：《脉經》卷八無「而煩」二字。

❷ 細：《玉函》《脉經》卷八第二、《千金翼方》卷九并作「緩」字。

❸ 小便不利：《玉函》《脉經》《千金翼方》卷九并作「小便利」。

❹ 胸上：《注解傷寒論·辨痓濕暍脉證》作「胸中」。

❺ 煩：《脉經》卷八無。

❻ 醫：《脉經》卷八作「師」。

但風氣去濕氣在是故不愈也若治風濕者發其汗但微微似欲出汗者風濕俱去也○濕家病身疼發熱面黃而喘頭痛鼻塞而煩其脉大自能飲食腹中和無病病在頭中寒濕故鼻塞內藥鼻中則愈脉經云病人喘而無濕家病以下至而喘十一字○濕家身煩疼可與麻黃加朮湯發其汗為宜慎不可以火攻之

麻黃加朮湯方

麻黃三兩去節　桂枝二兩去皮　甘草二兩炙

杏仁七十箇去皮尖　白朮四兩

右五味以水九升先煮麻黃減二升去上沫內

諸藥煑取二升半。去滓。溫服八合。覆取微似汗。

病者一身盡疼。發熱。日晡所劇者。名風濕。此病傷於汗出當風。或久傷取冷所致也。可與麻黃杏仁薏苡甘草湯。

麻黃杏仁薏苡甘草湯方

麻黃去節半兩湯炮　甘草一兩炙　薏苡仁半兩

杏仁十箇去皮尖炒

右剉麻豆大。每服四錢匕。水盞半。煑八分。去滓。溫服有微汗。避風。

風濕脉浮。身重汗出。惡風者。防已黃耆湯[1]主之。

【校勘】

[1] 防己黃耆湯：《玉函》《脉經》卷八第二并作「防己湯」。

防巳黄耆湯方

防巳一兩　甘草半兩炒　白术七錢半

黄耆一兩一分去蘆

右剉麻豆大。每抄五錢匕。生姜四片。大棗一枚。水盞半。煎八分。去滓。温服。良久再服。○喘者加麻黄半兩。○胃中不和者。加芍藥三分。○氣上衝者。加桂枝三分。○下有陳寒者。加細辛三分。○服後當如蟲行皮中。從腰下如氷。後坐被上。又以一被繞腰以下。温令微汗差。

傷寒八九日。風濕相搏。身體疼煩。不能自轉側。不嘔不渴。脉浮虚而濇者。桂枝附子湯主之。若大便堅。小便自利者。去桂加白朮湯主之。

桂枝附子湯方

桂枝四兩去皮　生姜三兩切　附子三枚炮去皮破八片

甘草二兩炙　大棗十二枚擘

右五味。以水六升。煑取二升。去滓。分温三服。

白朮附子湯方

白朮二兩　附子一枚半炮去皮　甘草一兩炙

生姜一兩半切　大棗六枚

右五味。以水三升。煑取一升。去滓。分温三服。一服覺身痺。半日許。再服。三服都盡。其人如冒狀。勿怪。即是朮附並走皮中。逐水氣。未得除故耳。

風濕相摶。骨節疼煩。掣痛不得屈伸。近之則痛劇。汗出。短氣。小便不利。惡風。不欲去衣。或身微腫者。甘草附子湯主之。

甘草附子湯方

甘草二兩炙　白朮二兩　附子二枚炮去皮

桂枝四兩去皮

右四味。以水六升。煑取三升。去滓。溫服一升。日三服。初服得微汗則解。能食。汗出復煩者。服五合恐一升。多者服六七合為妙。

太陽中暍。發熱惡寒。身重而疼痛。其脉弦細芤遲。小便已。洒洒然毛聳。手足逆冷。小有勞身即熱。口前開板❶。齒燥。若發其汗。則其惡寒甚。加溫針。則發熱甚。數下之。則淋甚。

太陽中熱者。暍是也。汗出惡寒。身熱而渴。白虎加人參湯主之。

白虎人參湯方

知母六兩　石膏一斤碎　甘草二兩

粳米六合　人參三兩

【校勘】

❶口前開板：《注解傷寒論·辨痓濕暍脉證》作「口開前板」。當乙正。

右五味。以水一斗。煑米熟湯成。去滓。溫服一升。日三服。

太陽中暍。身熱疼重❶而脉微弱。此以夏月傷冷水。水行皮中所致也。一物苽蒂湯主之。

一物瓜蒂湯方

瓜蒂二十箇

右剉。以水一升。煑取五合。去滓。頓服。

百合狐惑陰陽毒病證治第三

論一首　證三條　方十二首

論曰。百合病者。百脉一宗。悉致其病也。意欲食。復

【校勘】

❶重：《脉經》卷八第二作「痛」。

不能食。常默默欲臥。不能臥。欲行。不能行。欲飲食。[1]或有美時。或有不用聞食臭時。如寒無寒。如熱無熱。口苦。小便赤。諸藥不能治。得藥則劇吐利。如有神靈者。身形如和。其脉微數。每溺時頭痛者。六十日乃愈。若溺時頭不痛。淅然者。四十日愈。若溺快然。但頭眩者。二十日愈。其證或未病而預見。或病四五日而出。或病二十日。或一月微見者。各隨證治之。

百合病。發汗後者。百合知母湯主之。

百合知母湯方

【校勘】

❶ 飲食：《脉經》卷八第三無「飲食」二字。

百合七枚擘　知母三兩切

右先以水洗百合。漬一宿。當白沫出。去其水。更以泉水二升。煎取一升。去滓。別以泉水二升。煎知母。取一升。去滓。後合和。煎取一升五合。分溫再服。

百合病。下之後者。滑石代赭湯主之。

滑石代赭湯方

百合七枚擘　滑石三兩碎綿裹　代赭石如彈丸大一枚碎綿裹

右先以水洗百合。漬一宿。當白沫出。去其水。更以泉水二升。煎取一升。去滓。別以泉水二升。煎滑石代赭。取一升。去滓。後合和重煎。取一升五合。分温服。

百合病，吐之後者。用後方主之。

百合雞子湯方

百合七枚，擘　雞子黃一枚

右先以水洗百合。漬一宿。當白沫出。去其水。更以泉水二升。煎取一升。去滓。內雞子黃。攪勻。煎五分。温服。

百合病。不經吐下發汗。病形如初者。百合地黃湯主之。

百合地黃湯方

百合七枚擘　生地黃汁一升

右以水洗百合。漬一宿。當白沫出。去其水。更以泉水二升。煎取一升。去滓。內地黃汁。煎取一升五合。分溫再服。中病。勿更服。大便當如漆。

百合病。一月不解。變成渴者。百合洗方主之。

百合洗方

右以百合一升。以水一斗。漬之一宿。以洗身。洗已。食煑餅。勿以鹽豉也。

百合病。渴不差者。用後方主之。

栝蔞牡蠣散方

栝蔞根　牡蠣熬等分

右為細末。飲服方寸七。日三服。

百合病變發熱者。一作發寒熱 百合滑石散主之。

百合滑石散方

百合一兩炙　滑石三兩

右為散。飲服方寸七。日三服。當微利者止服。熱則除。

百合病見於陰者。以陽法救之。見於陽者。以陰法救之。見陽攻陰。復發其汗。此為逆。見陰攻陽。乃復下之。此亦為逆。

❶狐惑之為病。狀如傷寒。默默欲眠。目不得閉。臥起不安。蝕於喉為惑。蝕於陰為狐。不欲飲食。惡❷聞食臭。其面目乍赤。乍黑。乍白。蝕於上部則聲喝。一作嗄甘草瀉心湯主之。

甘草瀉心湯方

甘草四兩　黃芩三兩　人參三兩

乾姜三兩　黃連一兩　大棗十二枚

半夏半斤

右七味。水一斗。煮取六升。去滓。再煎。溫服一升。

【校勘】

❶狐：《脉經》卷八第三「狐」下有「狐惑之病，并」五字。

❷惡：《脉經》卷八第三無。

日三服。

蝕於下部則咽乾。苦參湯洗之。

蝕於肛者。雄黃熏之。

雄黃

右一味。為末。筒瓦二枚合之。燒。向肛熏之。脉經云。病人或從呼吸上蝕其咽。或從下焦蝕其肛。陰蝕上為惑。蝕下為狐。狐惑病者。猪苓散主之。

病者脉數。無熱。微煩。默默但[1]欲臥。汗出。初得之三四日。目赤如鳩眼。七八日。目四眥一本此有黄字黑[2]若能食者。膿已成也。赤豆當歸散主之。

【校勘】

❶但：《脉經》卷八第四無。

❷黑：《脉經》卷八第四「黑」上有「黄」字。

赤豆當歸散方

赤小豆三升浸令芽出曝乾 當歸[1]

右二味杵為散漿水服方寸匕日三服

陽毒之為病面赤斑斑如錦文咽喉痛唾膿血五日可治七日不可治升麻鱉甲湯主之

陰毒之為病面目青身痛如被杖咽喉痛五日可治七日不可治升麻鱉甲湯去雄黃蜀椒主之

升麻鱉甲湯方

升麻二兩 當歸一兩 蜀椒炒去汗一兩

甘草二兩 雄黃半兩研 鱉甲手指大一片炙

【校勘】

[1] 當歸：《千金要方》卷十、《外臺》卷二劑量爲「三兩」。當據補。

右六味。以水四升煑取一升。頓服之。老小再服取汗。

肘後千金方。陽毒用升麻湯。無鱉甲有桂。陰毒用甘草湯。無雄黃。

瘧病脉證并治第四

證二條　方六首

師曰。瘧脉自弦。弦數者多熱。弦遲者多寒。弦小緊者下之差❶。弦遲者可温之。弦緊者可發汗針灸也。浮大者可吐之。弦數者風發也。以飲食消息止之。

○病瘧。以月一日發。當以十五日愈。設不差。當月盡解。如其不差。當云何。○師曰。此結為癥瘕。名曰

【校勘】

❶下之差：《脉經》卷八第九、《千金要方》卷十第六、《病源》卷十一《瘧病候》并作「可下之」。

瘧母。急治之。宜鱉甲煎丸。

鱉甲煎丸方

鱉甲十二分炙　烏扇三分燒　黃芩三分

柴胡六分　鼠婦三分熬　乾姜三分

大黃三分　芍藥五分　桂枝三分

葶藶一分熬　石韋三分去毛　厚朴三分

牡丹五分去心　瞿麥二分　紫威三分

半夏一分　人參一分　䗪蟲五分熬

阿膠三分炙　蜂窠四分炙　赤消十二分

蜣蜋六分熬　桃仁二分

右二十三味。為末。取鍛竈下灰一斗。清酒一斛五斗。浸灰。候酒盡一半。着鱉甲於中。煮令泛爛如膠漆。絞取汁。内諸藥。煎為丸。如梧子大。空心服七丸。日三服。

千金方。用鱉甲十二片。又有海藻三分。大戟一分。䗪蟲五分。無鼠婦赤消二味。以鱉甲煎和諸藥為丸。

師曰。陰氣孤絕。陽氣獨發。則熱而少氣煩寃。手足熱而欲嘔。名曰癉瘧。若但熱不寒者。邪氣内藏於心。外舍分肉之間。令人消鑠脫肉。

温瘧者❶。其脉如平。身無寒。但熱。骨節疼煩。時嘔❷。白

【校勘】

❶温瘧者：《脉經》卷八第九作「瘧，但見熱者，温瘧也」八字。

❷嘔：《脉經》卷八第九「嘔」下有「朝發暮解，暮發朝解，名曰温瘧」十二字，《千金要方》卷十、《外臺》卷五同。

虎加桂枝湯主之。

白虎加桂枝湯方

知母六兩　甘草二兩炙　石膏一斤

粳米二合　桂去皮三兩

右剉。每五錢。水一盞半。煎至八分。去滓。溫服。汗出愈。

瘧多寒者。名曰牡瘧。蜀漆散主之。

蜀漆散方

蜀漆燒去腥　雲母燒二日夜　龍骨等分

右三味。杵為散。未發前。以漿水服半錢。○溫瘧

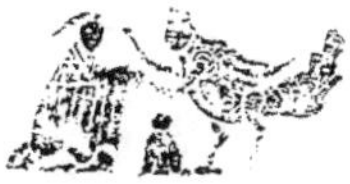

加蜀漆半分。臨發時。服一錢匕。一方雲母作雲實。

附外臺秘要方

牡蠣湯治牡瘧

牡蠣四兩熬　麻黃四兩去節　甘草二兩

蜀漆三兩

右四味。以水八升。先煮蜀漆麻黃去上沫。得六升。内諸藥。煮取二升。溫服一升。若吐。則勿更服。

○柴胡去半夏加括蔞湯。治瘧病發渴者。亦治勞瘧。

柴胡八兩　人參三兩　黃芩三兩

甘草三兩　括蔞根四兩　生姜二兩

大棗十二枚

右七味。以水一斗二升。煑取六升。去滓。再煎取三升。温服一升。日二服。

柴胡姜桂湯。治瘧寒多微有熱。或但寒不熱。服一劑如神。

柴胡半斤　桂枝三兩去皮　乾姜二兩

黄芩三兩　括蔞根四兩　牡蠣三兩熬

甘草二兩炙

右七味。以水一斗二升。煑取六升。去滓。再煎取三升。溫服一升。日三服。初服微煩。復服汗出便愈。

中風歷節病脉證并治第五

論一首　脉證三條　方十一首

夫風之為病。當❶半身不遂。或但臂不遂者。此為痺。脉微而數。中風使然。○寸口脉浮而緊。緊則為寒。浮則為虛。寒虛相摶。邪在皮膚。浮者血虛❷。絡脉空虛。賊邪不瀉。或左或右。邪氣反緩。正氣即急。正氣引邪。喎僻不遂。邪在於絡。肌膚不仁。邪在於經。即重不勝。邪入於府。即不識人。邪入於藏。舌即難言。

【校勘】

❶當：趙刊本作「常」字。

❷浮者血虛：此四字，吳謙謂是衍文，蒙上「浮則爲虛」而誤。

口吐涎。

侯氏黑散。治大風。四肢煩重。心中惡寒不足者。外臺治風癲。

菊花四十分　白朮十分　細辛三分

茯苓三分　牡蠣三分　桔梗八分

防風十分　人參三分　礬石三分

黃芩五分　當歸三分　乾姜三分

芎藭三分　桂枝三分

右十四味。杵為散。酒服方寸匕。日一服[1]。初服二十日。温酒調服。禁一切魚肉大蒜。常宜冷食。自

【校勘】

❶日一服：《外臺》卷五作「日三服」。

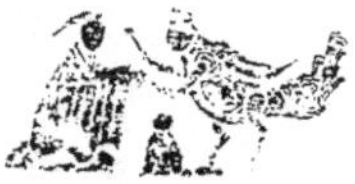

能助藥力在腹中不下也。熱食即下矣。冷食自能助藥力。

寸口脉遲而緩。遲則為寒。緩則為虛。榮緩則為亡血。衛緩則為中風。邪氣中經。則身痒而癮疹。心氣不足。邪氣入中。則胸滿而短氣。

風引湯除熱癱癎

大黄　乾姜　龍骨各四兩

桂枝三兩　甘草　牡蠣各二兩

寒水石　滑石　赤石脂

白石脂　紫石英　石膏各六兩

右十二味杵麤篩以韋囊盛之取三指撮井花水三升煑三沸溫服一升治大人風引少小驚癇瘈瘲日數十後[1]醫所不療除熱方巢○脚氣宜風引

防已地黃湯治病如狂狀妄行獨語不休無寒熱其脉浮

防已一錢 桂枝三錢 防風三錢 甘草二錢

右四味以酒一盃浸之一宿絞取汁生地黃二斤㕮咀蒸之如斗米飯久以銅器盛其汁更絞地黃汁和分再服

【校勘】

[1] 後：醫統本作「發」。

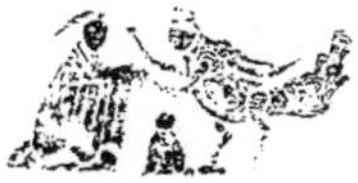

頭風摩散方

大附子一枚炮　鹽等分

右二味。為散。沐了。以方寸匕。已摩疾上。令藥力行。

寸口脉沉而弱。沉即主骨。弱即主筋。沉即為腎。弱即為肝。汗出入水中。如水傷心。歷節黃汗出。故曰歷節。

趺陽脉浮而滑。滑則穀氣實。浮則汗自出。

少陰脉浮而弱。弱則血不足。浮則為風。風血相搏。即疼痛如掣。盛人脉濇小。短氣。自汗出。歷節疼。不

可屈伸。此皆飲酒汗出。當風所致

諸肢節疼痛。身體魁❶羸。脚腫如脱。頭眩短氣。温温欲吐。桂枝芍藥知母湯主之。

桂枝芍藥知母湯方

桂枝四兩　芍藥三兩　甘草二兩

麻黄二兩　生薑五兩　白术五兩

知母四兩　防風四兩　附子二枚炮

右九味。以水七升。煑取二升。温服七合。日三服。

味酸則傷筋。筋傷則緩。名曰泄。鹹則傷骨。骨傷則痿。名曰枯。枯泄相搏。名曰斷泄。榮氣不通。衛不獨

【校勘】

❶魁：醫統本作「尫」

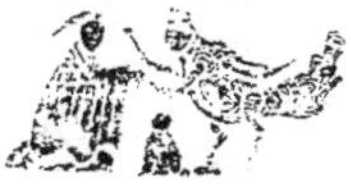

行。榮衛俱微。三焦無所御。四屬斷絶。身體羸瘦。獨足腫大。黄汗出。脛冷。假令發熱。便為歷節也。

病歷節。不可屈伸。疼痛。烏頭湯主之。

烏頭湯方。治脚氣❶疼痛。不可屈伸。

麻黄　芍藥　黄芪各三兩

甘草❷炙　川烏五枚。㕮咀。以蜜二升。煎取一升。即出烏豆。

右五味。㕮咀四味。以水三升。煑取一升。去滓。内蜜煎❸中。更煎之。服七合。不知。盡服之。

礬石湯治脚氣冲心

礬石二兩

【校勘】

❶脚氣：據文義，「脚氣」應作「歷節」。當改。

❷炙：俞橋本、清初本、吉野本「甘草」下并無「炙」字；寬保本、新刻本作「甘草三兩」；享和本作「甘草三兩，炙」。

❸煎：「煎」字涉下「更煎」誤衍。

右一味，以漿水一斗五升，煎三五沸，浸脚良。

古今錄驗續命湯，治中風痱，身體不能自收，口不能言，冒昧不知痛處，或拘急不得轉側。姚云：與大續命同，兼治婦人産後去血者，及老人小兒。

麻黄　桂枝　當歸

人參　石膏　乾姜

甘草各三兩　芎藭[1]　杏仁四十枚

右九味，以水一斗，煮取四升，温服一升，當小汗，薄覆脊，憑几坐，汗出則愈。不汗，更服，無所禁，勿當風。并治但伏不得臥，欬逆上氣，面目浮腫。

【校勘】

[1] 芎藭：《千金要方》卷八、《外臺》卷十四劑量爲「一兩」，當據補。

千金三黄湯。治中風手足拘急。百節疼痛。煩熱心亂。惡寒。經日不欲飲食。

麻黄五分　獨活四分　細辛二分

黄芪二分　黄芩三分

右五味。以水六升。煑取二升。分温三服。一服小汗。二服大汗。心熱。加大黄二分。腹滿。加枳實一枚。氣逆。加人參三分。悸。加牡蠣三分。渴。加栝蔞根三分。先有寒。加附子一枚。

近効方朮附湯。治風虚頭重眩。苦極。不知食味。煖肌補中。益精氣。

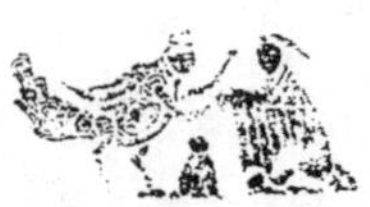

白术二兩　甘草一兩炙　附子一枚半炮去皮

右三味，剉，每五錢七，姜五片，棗一枚，水盞半，煎七分，去滓，温服。

崔氏八味丸，治脚氣上入，少腹不仁。

乾地黄八兩　山茱萸　薯蕷各四兩

澤瀉　茯苓　牡丹皮各三兩

桂枝❶　附子炮各一兩

右八味，末之，煉蜜和丸梧子大，酒下十五丸，日再服。

千金方越婢加术湯，治肉極熱，則身體津脱，腠理

【校勘】

❶桂枝：《外臺》卷十八作「桂心三兩」。

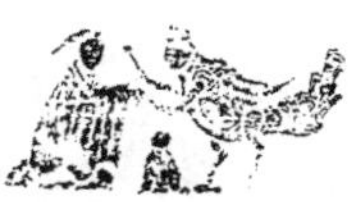

開汗大泄厲風氣下焦脚弱

麻黄六兩　石膏半斤　生姜三兩

甘草二兩　白术四兩　大棗十五枚

右六味以水六升先煮麻黄去沫內諸藥煮取三升分溫三服惡風加附子一枚炮

血痹虚勞病脉證并治第六

論一首　脉證九條　方九首

問曰血痹病❶從何得之○師曰夫尊榮人骨弱肌膚盛重困疲勞汗出臥❷不時動搖加被微風遂得之但以脉自微濇在寸口關上小緊宜鍼引陽氣

【校勘】

❶病：《脉經》卷八第六無。

❷臥：《脉經》卷八第六「臥」上有「起」字。

令脉和。緊去則愈。

血痺陰陽俱微。寸口關上微。尺中小緊。外證身體不仁。如風痺狀。黃耆桂枝五物湯主之。

黃耆桂枝五物湯方

黃耆三兩 芍藥三兩 桂枝三兩

生姜六兩 大棗十二枚

右五味。以水六升煮取二升。溫服七合。日三服。

一方有人參。

夫男子平人脉大為勞。極虚亦為勞。○男子面色薄者。主渴及亡血。卒喘悸。脉浮者。裏虚也。○男子脉虛沉弦。無寒熱。短氣裏急。小便不利。面色白。時目瞑兼衄。少腹滿。此為勞使之然。❶勞之為病。其脉浮大。手足煩。❷春夏劇。秋冬瘥。陰寒精自出。酸削不能行。○男子脉浮弱而濇。為無子。精氣清冷。（一作冷。）○夫失精家。少腹弦急。陰頭寒。目眩❸（一作目眶痛）髮落。脉極虛芤遲。為清穀亡血失精。脉得諸芤動微緊。男子失精。女子夢交。桂枝龍骨牡蠣湯主之。

桂枝加龍骨牡蠣湯方（小品云。虛弱浮熱汗出者。除桂。加白薇附子各三分。故曰二加龍骨湯。）

桂枝　芍藥　生姜（各三兩）

【校勘】

❶勞：《脉經》卷八「勞」上有「男子」二字。

❷煩：《脉經》卷八第六作「暖」。

❸目眩：《脉經》卷八第六、《外臺》卷十六引《小品方》龍骨湯并作「目眶痛」。

甘草二兩　大棗十二枚　龍骨

牡蠣

右七味。以水七升。煮取三升。分溫三服。

天雄散方

天雄三兩，炮　白朮八兩　桂枝六兩

龍骨三兩

右四味。杵為散。酒服半錢匕。日三服。不知。稍增之。

男子平人脈虛弱細微者。善盜汗也。○人年五六十。其病❶脈大❷者。痹俠背行。苦腸鳴。馬刀俠癭者。皆

【校勘】

❶病：《脉經》卷八第六無「病」字。

❷脉大：《脉經》卷八第六作「脉浮大」。

為勞得之○脉沈小遲名脫氣其人疾行則喘喝手足逆寒腹滿甚則溏泄食不消化也○脉弦而大弦則為減大則為芤減則為寒芤則為虛虛寒相搏此名為革婦人則半產漏下男子則亡血失精

虛勞裏急悸衄腹中痛夢失精四肢酸疼手足煩熱咽乾口燥小建中湯主之

小建中湯方

桂枝三兩去皮　甘草三兩炙　大棗十二枚

芍藥六兩　生姜二兩　膠飴一升

右六味以水七升煑取三升去滓內膠飴更上微火消解溫服一升日三服嘔家不可用建中湯以甜故也

千金療男女因積冷氣滯或大病後不復常若四肢沉重骨肉痠疼吸吸少氣行動喘乏胷滿氣急腰背強痛心中虛悸咽乾唇燥面體少色或飲食無味脅肋腹脹頭重不舉多臥少起甚者積年輕者百日漸致瘦弱五藏氣竭則難可復常六脈俱不足虛寒乏氣少腹拘急羸瘠百病名曰黃耆建中湯又有人參二兩

虛勞裏急諸不足黃耆建中湯主之於小建中湯內加黃耆一兩半餘依上法○氣短胷滿者加生姜腹滿者去棗加茯苓一兩半及療肺虛損不足補氣加半夏三兩

虛勞腰痛少腹拘急小便不利者八味腎氣丸主

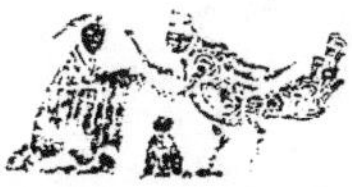

之方見脚氣中。

虛勞諸不足，風氣百疾，薯蕷丸主之。

薯蕷丸方

薯蕷三十分　當歸　桂枝

乾地黃　麴　豆黃卷各十分

甘草二十八分　芎藭　麥門冬

芍藥　白朮　杏仁各六分

人參七分　柴胡　桔梗

茯苓各五分　阿膠七分　乾姜三分

白斂二分　防風六分　大棗百枚為膏

右二十一味。末之。煉蜜和丸。如彈子大。空腹酒服一丸。一百丸為劑。

虛勞虛煩。不得眠。酸棗湯主之。

酸棗湯方

酸棗仁二升　甘草一兩　知母二兩

茯苓二兩　芎藭二兩　〇深師有生姜二兩

右五味。以水八升。煑酸棗仁。得六升。內諸藥煑取三升。分溫三服。

五勞。虛極羸瘦。腹滿不能飲食。食傷。憂傷。飲傷。房室傷。飢傷。勞傷。經絡榮衛氣傷。內有乾血。肌膚甲錯。兩目黯黑。緩中補虛。大黃䗪蟲丸主之。

大黃䗪蟲丸方

大黃十分蒸　黃芩二兩　甘草三兩

桃仁一升　杏仁一升　芍藥四兩

乾地黃十兩　乾漆一兩　虻蟲一升

水蛭百枚　蠐螬一升　䗪蟲半升

右十二味。末之。煉蜜和丸。小豆大。酒飲服五丸。日三服。

附方

千金翼炙甘草湯①。一云復脉湯　治虛勞不足。汗出而悶。

【校勘】

①炙甘草湯：《千金翼方》卷十五作「復脉湯」。

脈結悸[1]。行動如常。不出百日。危急者。十一日死。

甘草四兩炙　桂枝　生姜各三兩

麥門冬半升　麻仁半升　人參

阿膠各二兩　大棗三十枚　生地黄一斤

右九味。以酒七升。水八升。先煮八味。取三升。去滓。内膠消盡。溫服一升。日三服。

肘後獺肝散。治冷勞。又主鬼疰。一門相染。

獺肝一具。炙乾末之。水服方寸匕。日三服。

肺痿肺癰欬嗽上氣病脈證治第七

論三首　脈證四條　方十六首

【校勘】

[1] 悸：《千金翼方》卷十五「悸」上有「心」字。

問曰。熱在上焦者。因欬為肺痿。肺痿之病。何從得之。○師曰。或從汗出。或從嘔吐。或從消渴。小便利數。或從便難。又被快藥下利。重亡津液。故得之。曰寸口脉數。其人欬。口中反有濁唾涎沫者何。師曰。為肺痿之病。若口中辟辟燥。欬即胸中隱隱痛。脉反滑數。此為肺癰。欬唾膿血。脉數虛者為肺痿。數❶實者為肺癰。○問曰。病欬逆。脉之何以知此為肺癰。當有膿血。吐之則死。其脉何類。○師曰。寸口脉微而數。微則為風。數則為熱。微則汗出。數則惡寒。風中於衛。呼氣不入。熱過於榮。吸而不出。風傷皮

【校勘】

❶數：《脉經》卷八第十五「數」上有「脉」字。

毛熱傷血肺❶風含於肺其人則欬口乾喘滿咽燥不渴時唾濁沫時時振寒熱之所過血為之凝滯蓄結癰膿吐如米粥始萌可捄❷膿成則死○上氣面浮腫肩息其脉浮大不治又加利尤甚○上氣喘而躁者❸屬肺脹欲作風水發汗則愈

肺痿吐涎沫而不咳者其人不渴必遺尿小便數所以然者以上虗不能制下故也此為肺中冷必眩多涎唾甘草乾姜湯以温之若服湯已渴者屬消渴❹

甘草乾姜湯方

【校勘】

❶ 肺：《脉經》卷八第十五、《千金要方》卷十七作「脉」。

❷ 捄「jiù 救」：《脉經》《千金要方》并作「救」。捄，同「救」。

❸ 喘而躁者：《脉經》卷八第十五、《千金要方》卷十七第七作「躁而喘者」，《病源》卷十三《上氣候》作「脉躁而喘者」。

❹ 若服湯已渴者屬消渴：《脉經》卷八第十五無此九字。《千金要方》卷十七細注作「服湯已，小温覆之，若渴者，屬消渴法」。

甘草四兩炙　乾姜二兩炮

右㕮咀。以水三升。煑取一升五合。去滓。分温再服。

欬而上氣。喉中❶水雞聲。射干麻黄湯主之。

射干麻黄湯方

射干十三枚一云三兩　麻黄四兩　生姜四兩

細辛三兩　紫菀三兩　欵冬花三兩

五味子半升　大棗七枚　半夏大者八枚洗一法半升

右九味。以水一斗二升。先煑麻黄兩沸。去上沫。内諸藥。煑取三升。分温三服。

【校勘】

❶中：《千金要方》卷十八「中」下有「如」字。

欬逆上氣時時吐濁但坐不得眠❶皂莢丸主之。

皂莢丸方

皂莢八兩刮去皮用酥炙

右一味末之蜜丸梧子大以棗膏和湯服三丸日三夜一服。

欬而脉浮者厚朴麻黄湯主之。

厚朴麻黄湯方

厚朴五兩　麻黄四兩　石膏如雞子大❷

杏仁半升　半夏半升　乾姜二兩

細辛二兩　小麥一升　五味子半升

【校勘】

❶眠：《千金要方》卷十八第五「眠」作「卧」。

❷如雞子大：《千金要方》卷十八作「三兩」。

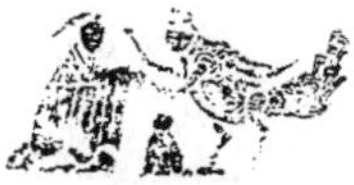

右九味。以水一斗二升。先煮小麥熟。去滓。内諸藥。煮取三升。温服一升。日三服。

脉沈者。澤漆湯主之。

澤漆湯方

半夏半升　紫參❶五兩一作紫菀　澤漆三斤以東流水五斗煮取一斗五升

生姜五兩　白前五兩

甘草　黄芩　人參

桂枝各三兩

右九味。㕮咀。内澤漆汁中。煮取五升。温❷服五合。至夜盡❸。

【校勘】

❶ 紫參：《千金要方》卷十八作「紫菀」，似是。

❷ 温：《千金要方》卷十八作「一」。

❸ 至夜盡：《千金要方》卷十八作「日三夜一」。

大逆上氣。咽喉不利。止逆下氣者。麥門冬湯主之。

麥門冬湯方

麥門冬七升 半夏一升 人參三兩

甘草二兩 粳米三合 大棗十二枚

右六味。以水一斗二升。煑取六升。溫服一升。日三夜一服。

肺癰喘不得臥。葶藶大棗瀉肺湯主之。

葶藶大棗瀉肺湯方

葶藶熬令黃色擣丸如彈丸大 大棗十二枚❶

右先以水三升。煑棗取二升。去棗。內葶藶。煑取

【校勘】

❶十二：《千金要方》卷十八作「二十」。

一升。頓服。

欬而胸滿振寒。脉數。咽乾。不渴。時出濁唾腥臭。久久吐膿如米粥者。為肺癰。桔梗湯主之。

桔梗湯方 亦治血痺❶

桔梗一兩 甘草二兩

右二味。以水三升。煑取一升。分溫再服。則吐膿血也。

欬而上氣。此為肺脹。其人喘。目如脫狀。脉浮大者。越婢加半夏湯主之。

越婢加半夏湯方

【校勘】

❶亦治血痹：《千金要方》卷十八、《外臺》卷十六無此四字。

麻黄六兩　石膏半斤　生姜三兩

大棗十五枚　甘草二兩　半夏半升

右六味。以水六升。先煑麻黄。去上沫。内諸藥。煑取三升。分温三服。

肺脹。欬而上氣。煩燥而喘。脉浮者。心下有水。小青龍加石膏湯主之。

小青龍加石膏湯方　千金證治同。外更加脅下痛引缺盆。

麻黄　芍藥　桂枝

細辛　甘草　乾姜各三兩

五味子　半夏各半升　石膏二兩

右九味。以水一斗。先煮麻黄。去沫。内諸藥。煮取三升。强人服一升。羸者減之。日三服。小兒服四合。

附方

外臺炙甘草湯。治肺痿涎唾多。心中温温液液者。方見虚勞

千金甘草湯

甘草①

右一味。以水三升。煮減半。分温三服。

千金生姜甘草湯。治肺痿欬唾涎沫不止。咽燥而

【校勘】

①草：《千金要方》卷十七"草"下有"二兩"二字。

渴。

生姜五兩　人參三兩　甘草四兩

大棗十五枚

右四味。以水七升。煮取三升。分溫三服。

千金桂枝去芍藥加皂莢湯。治肺痿吐涎沫。❶

桂枝三兩　生姜三兩　甘草二兩

大棗十枚❷　皂莢二枚去皮子炙焦

右五味。以水七升。微微火❸煮取三升。分溫三服。

外臺桔梗白散。治欬而胸滿。振寒脉數。咽乾不渴。時出濁唾腥臭。久久吐膿如米粥者。為肺癰。

【校勘】

❶沫：《千金要方》卷十七「沫」下有「不止」二字。

❷十枚：《千金要方》卷十七作「十二枚」。

❸微微火：《千金要方》卷十七無此三字。

桔梗　貝母各三分　巴豆一分，去皮，熬研如脂

右三味。為散。強人飲服半錢匕。羸者減之。病在膈上者。吐膿血❶。膈下者瀉出。若下多不止。飲冷水一杯則定。

千金葦莖湯。治欬。有微熱煩滿。胸中甲錯。是為肺癰。

葦莖一升　薏苡仁半升　桃仁五十枚　瓜瓣半升

右四味。以水一斗。先煮葦莖得五升。去滓。內諸藥煮取二升。服一升。再服。當吐如膿。

【校勘】

❶吐膿血：《外臺》卷十作「必吐」。

肺癰。胸滿❶脹。一身面目浮腫。鼻塞清涕出。不聞香臭酸辛❷。欬逆上氣。喘鳴迫塞。葶藶大棗瀉肺湯主之。方見上。三日一劑。可至三四劑。此先服小青龍湯一劑。乃進。小青龍方。見欬嗽門中。

奔豘氣病脉證治第八

論二首　方三首

師曰。病有奔豚。有吐膿。有驚怖。有火邪。此四部病。皆從驚發得之。○師曰。奔豚病。❸從少腹起。上衝咽喉。發作❹欲死。復還止。皆從驚恐❺得之。

奔豚氣上衝。胷❻腹痛。往来寒熱。奔豚湯主之。

奔豚湯方

【校勘】

❶滿：《千金要方》卷十七作「協」。

❷酸辛：《千金要方》卷十七無「酸辛」二字。

❸從：《外臺》卷十二「從」上有「氣」字。

❹作：《脉經》卷八第十一「作」下有「時」字。

❺恐：《脉經》卷八第十無「恐」字。

❻氣上衝胸：《脉經》卷八第十「氣」上有「其」字，「胸」字屬下讀。

甘草　芎藭　當歸各二兩

半夏四兩　黄芩二兩　生葛五兩

芍藥二兩　生姜四兩　甘李根白皮一升

右九味。以水二斗。煮取五升。温服一升。日三。夜一服。

發汗後❶。燒針令其汗。針處被寒。核起而赤者。必發賁豚。氣從小腹上至❷心。灸其核上各一壯。與桂枝加桂湯主之。

桂枝加桂湯方

桂枝五兩　芍藥三兩　甘草二兩炙❸

【校勘】

❶發汗後：《注解傷寒論·辨太陽病脉證并治中》無「發汗後」三字。疑爲衍文。

❷至：《注解傷寒論·辨太陽病脉證并治中》作「衝」。

❸二兩：俞橋本、吉野本、寬保本、享和本、新刻本并作「三兩」。

生姜三兩　大棗十二枚

右五味。以水七升。微火❶煮取三升。去滓。温服一升。

發汗後。臍下悸者。欲作賁豚。茯苓桂枝甘草大棗湯主之。

茯苓桂枝甘草大棗湯方

茯苓半斤　甘草二兩，炙　大棗十五枚❷

桂枝四兩

右四味。以甘❸爛水一斗。先煮茯苓。減二升。内諸藥。煮取三升。去滓。温服一升。日三服。甘爛水法。取水二斗。

【校勘】

❶微火：《注解傷寒論·辨太陽病脉證并治中》無「微火」二字。

❷枚：《注解傷寒論·辨太陽病脉證并治中》「枚」下有「擘」字。

❸甘：《注解傷寒論·辨太陽病脉證并治中》「甘」上有「作」字。

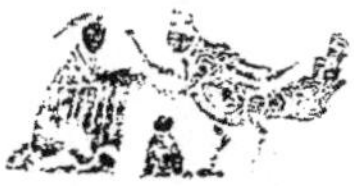

置大盆內以杓揚之水上有珠子五六千顆相逐取用之

胸痺心痛短氣病脈證治第九

論一首　證一首　方十首

師曰夫脈當取太過❶不及陽微陰弦❷即胸痺而痛所以然者責其極虛❸也今陽虛知在上焦所以胸痺心痛者以其❹陰弦故也○平人無寒熱短氣不足以息者實也

胸痺之病喘息欬唾胸背痛短氣寸口❺脈沈而遲關上小緊數括蔞薤白白酒湯主之

括蔞薤白白酒湯方

【校勘】

❶過：《脈經》卷八第十、《千金要方》卷十三第七「過」下并有「與」字。

❷即：《脈經》卷八第十作「責」。

❸虛：《千金要方》卷十三第七「虛」下有「故」字。

❹其：《脈經》卷八第十、《外臺》卷十二「其」下均有「脈」字。

❺口：《外臺》卷十二、《千金要方》卷十三第七均無「口」字。

括蔞實一枚搗　薤白半升❶　白酒七升

右三味同煑取二升。分溫再服。

胸痹不得臥。心痛徹背者。括蔞薤白半夏湯主之。

括蔞薤白半夏湯方

括蔞實一枚　薤白三兩　半夏半升

白酒一斗

右四味同煑取四升。溫服一升。日三服。

胸痹。心中痞。留❷氣結在胸。胸滿。脇下逆❸搶心。枳實薤白桂枝湯主之。人參湯亦主之。

枳實薤白桂枝湯方

【校勘】

❶升：鄧珍本作「斤」。

❷留：醫統本無「留」字。

❸逆：《外臺》卷十二「逆」下有「氣」字，義勝。

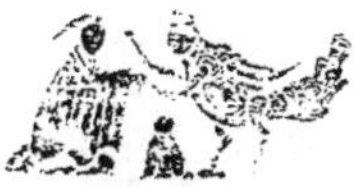

枳實四枚　厚朴四兩　薤白半斤

桂枝一兩　栝蔞一枚搗

右五味。以水五升。先煮枳實厚朴取二升。去滓。內諸藥。煮數沸。分溫三服。

人參湯方

人參　甘草　乾姜

白术各三兩

右四味。以水八升。煮取三升。溫服一升。日三服。

胸痺。胸中氣塞。短氣。茯苓杏仁甘草湯主之。橘枳姜湯亦主之。

茯苓杏仁甘草湯方

茯苓三兩　杏仁五十箇　甘草一兩

右三味。以水一斗。煑取五升。温服一升。日三服。不差。更服。

橘枳姜湯方

橘皮一斤　枳實三兩　生姜半斤

右三味❶。以水五升。煑取二升。分温再服。肘後千金云。治胷痺。胷中愊愊如滿。噎塞習習如癢。喉中澁。唾燥沫。

胸痺緩急者。薏苡附子散主之。

薏苡附子散方

【校勘】

❶味：《千金要方》卷十三第七、《外臺》卷十二「味」下并有「㕮咀」二字。

薏苡仁十五兩　大附子十枚炮

右二味，杵為散，服方寸匕，日三服。

心中痞，諸逆，心懸痛，桂枝生姜枳實湯主之。

桂枝枳實湯方❶

桂枝三兩　生姜三兩　枳實五枚

右三味，以水六升，煮取三升❷，分溫三服。

心痛徹背，背痛徹心，烏頭赤石脂丸主之。

赤石脂丸❸方

蜀椒一兩一法二分　烏頭一分炮　附子半兩炮一法一分

乾姜一兩一法一分　赤石脂一兩一法二分

【校勘】

❶桂枝枳實湯方：鄧珍本、俞橋本并作「桂薑枳實湯方」。

❷升：《外臺》卷十二「升」下有「去滓」二字。

❸赤石脂丸：據上文義，應作「烏頭赤石脂丸」。

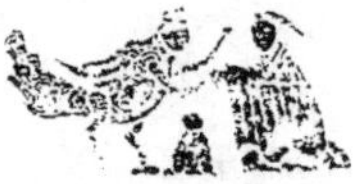

右五味，末之，蜜丸如桐子大，先食服一丸，日三服，不知，稍加服。

九痛丸❶ 治九種心

附子三兩，炮　生狼牙一兩，炙香　巴豆一兩，去皮心，熬，研如脂

人參　乾姜　吴茱萸各一兩

右六味，末之，煉蜜丸如桐子大，酒下。强人初服三丸，日三服；弱者二丸。〇兼治卒中惡，腹脹痛，口不能言；又治連年積冷，流注心胸痛，并冷腫❷上氣，落馬墜車血疾等，皆主之。忌口如常法。

腹滿寒疝宿食病脉證第十

【校勘】

❶九痛丸：據文例，此方前應補「附方」二字。

❷腫：《千金要方》卷十三第七、醫統本作「衝」。

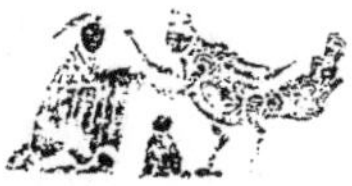

論一首　脉證十六條　方十四首

趺陽脉微弦，法當腹滿，不滿者必❶便難，兩胠疼痛，此虛寒從下上❷也，以温藥服之。◯病者腹滿，按之不痛為虛，痛者為實❸，可下之。舌黃未下者，下之黃自去❹。◯腹滿時減，復❺如故，此為寒，當與温藥。◯病者痿黃，躁而不渴，胸❻中寒實，而利不止者死。◯寸❼口脉弦者，即脇下拘急而痛，其人嗇嗇惡寒也。◯夫中寒家喜欠，其人清涕出，發熱色和者善嚏。◯中寒其人下利，以裏虛也，欲嚏不能，此人肚中寒痛。一云◯夫❽瘦人繞臍痛，必有風冷，穀氣不行，而反

【校勘】

❶必：《脉經》卷八第十一、《千金》卷十六第七「必」下并有「下部閉塞大」五字。

❷寒從下上：《千金要方》卷十六第七「寒」下有「氣」字，「上」前有「向」字。

❸實：《千金要方》卷十六「實」下有「也夫腹中滿不減減不驚人」十一字。

❹去：《玉函》「去」下有「宜大承氣湯」五字。

❺復：《脉經》卷八第十一「復」上有「減」字。

❻胸：《脉經》卷八第十四作「胃」。

❼寸：《千金要方》卷十六第八「寸」上有「右手」二字。

❽夫：《千金要方》卷十六第八作「凡」字。

下之。其氣必衝。不衝者。心下則痞也。

病腹滿。發熱十日。脉浮而數。飲食如故。厚朴七物湯主之。

厚朴七物湯方

厚朴半斤　甘草三兩　大黄三兩

大棗十枚　枳實五枚　桂枝二兩

生姜五兩

右七味。以水一斗。煑取四升。溫服八合。日三服。○嘔者。加半夏五合。○下利去大黄。○寒多者。加生姜至半斤。

腹中寒氣[1]雷[2]鳴切痛。胸脇逆滿。嘔吐。附子粳米湯主之。

附子粳米湯方

附子一枚炮　半夏半升　甘草一兩

大棗十枚　粳米半升

右五味。以水八升。煮米熟湯成。去滓。溫服一升。日三服。

痛而閉[3]者。厚朴三物湯主之。

厚朴三物湯方

厚朴八兩　大黃四兩　枳實五枚

【校勘】

❶氣：《外臺》卷七引《范汪方》「氣」下有「脹滿」二字。

❷雷：《千金要方》卷十六作「腸」。

❸痛而閉：《脉經》卷八第十一作「腹滿痛」。

右三味❶。以水一斗二升。先煑二味。取五升。内大黄煑取三升❷。温服一升。以利為度❸。

按之心下滿痛者❹。此為實也。當下之宜大柴胡湯❺。

大柴胡湯方

柴胡半斤 黄芩三兩 芍藥三兩

半夏半升洗 枳實四枚炙 大黄二兩

大棗十二枚 生姜五兩

右八味。以水一斗二升。煑取六升。去滓再煎。温服一升。日三服。

腹滿❻不減。減不足言。當須下之。宜大承氣湯。

【校勘】

❶右三味：《千金要方》卷十六第七作「㕮咀」。

❷升：《千金要方》卷十六第七「升」下有「去滓」二字。

❸以利爲度：《千金要方》卷十六第七作「腹中轉動者勿服不動者更服」。

❹按之心下滿痛者：《脉經》卷八第十一作「病腹中滿痛」五字。

❺宜大柴胡湯：《脉經》卷八第十一無此五字。

❻腹滿：《千金要方》卷十六第七作「夫腹中滿」四字。

大承氣湯方

大黄四兩酒洗　厚朴半斤去皮炙　枳實五枚炙

芒硝三合

右四味。以水一斗。先煑二物。取五升。去滓。内。大黄煑取二升。内。芒硝。更上火微一二沸。分温再服。得下。餘勿服。

心胸中大寒。痛❶。嘔。不能飲食❷。腹中寒。上❸衝。皮起出見有頭足。上下痛而不❹可觸近。大建中湯主之。

大建中湯方

蜀椒二合去汗　乾姜四兩　人參二兩

【校勘】

❶痛：《千金要方》卷十六第八「痛」上有「大」字。

❷飲食：《千金要方》卷十六第八「飲食」下有「飲食下咽，自知偏從一面下流，有聲决决然」十七字。

❸上：《千金要方》卷十六第七「上」前有「氣」字。

❹不：《千金要方》卷十六第七「不」上有「其頭」二字。

右三味以水四升煮取二升去滓内膠飴一升微火煎取一升半分温再服如一炊頃可飲粥二升後❶更服當一日食糜温覆之

脇下偏痛發熱❷其脈緊弦此寒也以❸温藥下之宜大黃附子湯

大黃附子湯方

大黃三兩　附子三枚炮　細辛二❹兩

右三味❺以水五升煮取二升分温三服若強人煮取二升半分温三服❻服後如人行四五里進一服❼

【校勘】

❶後：《千金要方》卷十六第七作「許」。

❷發熱：《脈經》卷八第十一無此二字。

❸以：《千金要方》卷十六第七「以」上有「當」字。

❹二：《千金要方》卷十六第七作「三」。

❺味：《千金要方》卷十六第七「味」下有「㕮咀」二字。

❻分温三服：《千金要方》卷十六第七作「分再服」。

❼若強人……進一服：《千金要方》卷十六第七無此二十三字。

寒氣厥逆，赤丸主之。

赤丸方

茯苓四兩　烏頭二兩，炮　半夏四兩，洗。一方用桂

細辛一兩，《千金》作人參

右四味，末之，内真朱爲色，煉蜜丸如麻子大，先食酒飲下三丸❶，日再夜一服，不知，稍增之❷，以知爲度。

腹痛❸，脉弦而緊，弦則衛氣不行，即❹惡寒，緊則不欲食，邪正❺相搏，即爲寒❻疝，遶臍痛❼，若發則❽白汗出，手足厥冷，其脉沉弦者，大烏頭煎主之。

【校勘】

❶ 先食酒飲下三丸：《千金要方》卷十六第十八作「空腹酒服一丸」。

❷ 稍增之：《千金要方》卷十六第八作「加至二丸」。

❸ 腹痛：《脉經》卷八第十一、《千金要方》卷十六第八并作「寸口」，并屬下讀。

❹ 即：《脉經》卷八第十一、《千金要方》卷十六第八「即」上有「衛氣不行」與上并疊「衛氣不行」四字。

❺ 邪正：《脉經》卷八第十一、《千金要方》卷十六第八「邪正」并作「弦緊」。

❻ 寒：《脉經》卷八第十一、《千金要方》卷十六第八「寒」上并有「趺陽脉浮而遲，浮則爲風虛，遲則爲寒疝」十六字。

❼ 痛：《千金要方》卷十六第八、《外臺》卷七「寒疝腹痛方」「痛」上有「苦」字。

❽ 若發則：《太平聖惠方》卷四十八《治寒疝諸方》引無此三字。

烏頭煎方

烏頭大者五枚熬去皮不㕮咀

右以水三升。煑取一升。去滓。内蜜二升。煎令水氣盡。取二升。强人服七合。弱人服五合。❶不差。明日更服。不可日再服。

寒疝。腹中痛。及❷脇痛裏急者。當歸生姜羊肉湯主之。

當歸生姜羊肉湯方

當歸三兩　生姜五兩　羊肉一斤

右三味。以水八升。煑取三升。溫服七合。日三服。

【校勘】

❶不：《千金要方》卷十六第八「不」上有「服」字。

❷及：《外臺》卷七《寒疝腹痛方》作「引」。

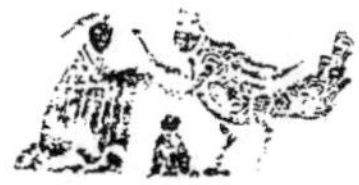

若寒多者。加生姜成一斤。痛多而嘔者。加橘皮二兩。白朮一兩。加生姜者。亦加水五升。煑取三升二合。服之。

寒疝。腹中痛。逆冷。手足不仁。若身疼痛。灸刺諸藥不能治。抵當❶烏頭桂枝湯主之。

烏頭桂枝湯方

烏頭❷

右一味。以蜜二❸斤。煎減半。去滓。以桂枝湯五合解之。得一升後。初服二合。不知。即❹服三合。又不知。復加至五合。其知者。如醉狀。得吐者。為中病。

【校勘】

❶抵當：《千金要方》卷十六第八、《醫心方》引《小品方》并無此二字。

❷烏頭：此下脱枚數。《千金要方》卷十六第八作「秋乾烏頭，實中者五枚，除去角」。《外臺》卷七作「秋烏頭，實中大者十枚，去皮生用，一方五枚」。作「五枚」，與前「烏頭煎」方合。

❸二：《千金要方》卷十六第八作「一」。

❹即：《千金要方》卷十六第八、《外臺》卷七并作「更」字。

桂枝湯方

桂枝三兩去皮　芍藥三兩　甘草二兩炙

生姜三兩　大棗十二枚

右五味剉。以水七升。微火煑取三升。去滓。

其脉數❶而緊。乃弦。狀如弓弦。按之不移。脉數弦者。當下其寒。脉緊大❷而遲者。必心下堅。脉大而緊者。陽中有陰。可下之。

附方

外臺烏頭湯。治寒疝腹中絞痛。賊風入攻五臟。拘急不得轉側。發作有時。使人陰縮。手足厥逆。方見

【校勘】

❶ 數：《脉經》卷八第十一作「浮」。

❷ 緊大：《注解傷寒論·辨可下病脉證并治》、《脉經》卷八第十一、《千金要方》卷十六第八并作「雙弦」。成注引《金匱》亦作「雙弦」，并云：「脉雙弦而遲，陰中伏陽，必心下硬。」

上

外臺柴胡桂枝湯方。治心腹卒中痛者。

柴胡四兩　黄芩　人參

芍藥　桂枝　生姜各一兩半

甘草一兩　半夏二合半　大棗六枚

右九味。以水六升。煮取三升。温服一升。日三服。

外臺走馬湯。治中惡心痛腹脹。大便不通。

杏仁二枚　巴豆二枚去皮心熬

右二味。以綿纏。搥令碎。熱湯二合。捻取白汁飲之。當下。老小量之。通治飛尸鬼擊病。

問曰。人病有宿食。何以別之。〇師曰。寸口脉浮而大。按之反濇。尺中❶亦微而濇。故知有宿食。大承氣湯主之。❷〇脉數而滑❸者。實也。此有宿食。下之愈。❹宜大承氣湯。〇下利不飲❺食者。有宿食也。當下之。宜大承氣湯。

大承氣湯方 見前痓病中

宿食在上脘。當吐之。宜瓜蒂散。

瓜蒂散方

瓜蒂一分 熬黄 赤小豆一分 煑

右二味。杵為散。以香豉七合。煑取汁。和散一錢

【校勘】

❶ 中：《病源》卷二十《支飲候》作「脉」。

❷ 大承氣湯主之：《脉經》卷八第十一無此六字。

❸ 脉數而滑：《千金要方》卷十五第七「脉」上有「下利」二字。「數而滑」，《脉經》卷八第十一、《千金要方》卷十五第七并作「滑而數」。

❹ 下之愈：《脉經》卷八第十《千金要方》卷十五第七、《注解傷寒論·辨可下病脉證并治》并作「當下之」。

❺ 飲：醫統本作「欲」。

七。溫服之。不吐者。少加之。以快吐為度而止。亡血及虛者。不可與之。

脈❶緊如轉索無常者。有宿食也。○脈❶緊。頭❷痛風寒。腹中有宿食不化也。一云寸口脈緊。

音釋

縠音穀即穀也 几音殊 齘音介戛也

【校勘】

❶脈：《脈經》卷八第十一「脈」上有「寸口」二字。

❷頭：《脈經》卷八第十一、《千金要方》卷十五第七「頭」上并有「即」字。

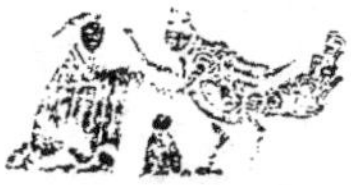

金匱要畧方論卷中　　仲景全書二十五

漢　長沙守　張　機仲景述
晉　太醫令　王叔和　集
宋　尚書司封郎中充秘閣校理臣　林億詮次
明　虞山人　趙開美　校刻

五臟風寒積聚病脉證并治第十一

論二首　脉證十七條　方二首

肺中風者。口燥而喘。身運而重。冒而腫脹。○肺中寒。吐濁涕。○肺死藏。浮之虚。按之弱如葱葉。下無根者死。

肝中風者。頭目瞤。兩脇痛。行常傴。令人嗜甘。○肝中寒者。兩臂不舉。舌本燥。喜太息。胸中痛。不得轉側。食則吐而汗出也。脉經千金云。時盜汗。欬。食已吐其汁。○肝死藏。浮之弱❶。按之❷如索不來。或曲如蛇行者。死。○肝着。其人常欲蹈其胸上。先未苦時。但欲飲熱。旋復花湯主之。臣億等。校諸本旋復花湯方。皆同。

心中風者。翕翕發熱。不能起。心中飢❸。食即嘔吐❹。○心中寒者。其人苦❺病心如噉蒜狀。劇者。心痛徹背。背痛徹心。譬如蠱注。其脉浮者。自吐乃愈。○心傷者。其人勞倦。即❻頭面赤而下重。心中痛而❼自煩發

【校勘】

❶弱：《脉經》卷三「弱」上有「脉」字。

❷之：《脉經》卷三「之」下有「中」字。

❸飢：《脉經》卷六第三、《千金要方》卷十三第一「飢」下并有「而欲食」三字。

❹食即嘔吐：《脉經》卷六第三、《千金要方》卷十三第一并作「而欲食食則嘔」。

❺苦：《脉經》卷六第三、《千金要方》卷十三第一并無此字。

❻即：《千金要方》卷十三第一并無此字。

❼而：《脉經》卷六第三作「徹背」。

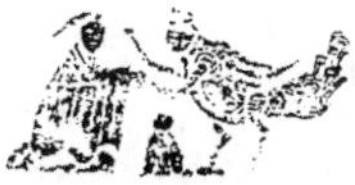

熱當臍跳❶，其脉弦，此爲心藏傷所致也。○心死藏，浮之實❷如麻豆，按之益躁疾者死。○邪哭❸使䰟魄不安者，血氣少也；血氣少者屬於心，心氣虛者，其人則畏，合目欲眠，夢遠行而精神離散，䰟魄妄行。陰氣衰者爲癲，陽氣衰者爲狂。

脾中風者，翕翕發熱，形如醉人，腹中煩重，皮目❹瞤瞤而短氣。○脾死藏，浮之❺大堅❻，按之❼如覆盃潔潔，狀如搖者死。○臣億等詳五藏各有中風中寒，今脾只載中風，腎中風中寒俱不載者，以古文簡亂極多，去古既遠，無文可以補綴也。

趺陽脉浮而濇，浮則胃氣强，濇則小便數，浮濇相

【校勘】

❶跳：「跳」下《千金要方》有「手」字。爲是。「跳手」指臍動應手。

❷實：《脉經》卷三「實」上有「脉」字。

❸哭：醫統本作「入」。

❹皮目：《脉經》卷六第五、《千金要方》卷十五上第一并作「皮肉」，爲是。

❺之：《脉經》卷三第三、《千金要方》卷十五上第一「之」下并有「脉」字。

❻堅：《脉經》卷三第三、《千金要方》卷十五上第一并作「緩」。

❼之：《脉經》《千金要方》「之」下并有「中」字。

摶大便則堅，其脾為約❶，麻子人丸主之。

麻子人丸方

麻子人二升　芍藥半斤　枳實一斤❷

大黄一斤　厚朴一尺　杏仁一升❸

右六味，末之，煉蜜和丸梧子大，飲服十丸，日三❹，以知為度。

腎著之病，其人身體重，腰中冷，如坐水中，形如水狀❺，反不渴，小便自利，飲食如故，病屬下焦❻，身勞汗出，衣一作表裏冷濕，久久得之，腰以下冷痛，腹❼重如帶五千錢，甘姜苓术❽湯主之。

【校勘】

❶約：《脉經》卷六第三、《千金要方》卷十五「約」下有「脾約者其人大便堅，小便利，而反不渴」十五字。

❷一斤：《注解傷寒論・辨陽明病脉證并治》作「半斤」。

❸一升：《注解傷寒論・辨陽明病脉證并治》作「一斤」，「一斤」下并有「去皮尖，熬；別作脂」七字。

❹三：《注解傷寒論・辨陽明病脉證并治》「三」下「服漸加」三字。

❺如坐水中形如水狀：此八字，《脉經》卷六第九作「如水狀」三字；《千金要方》卷十九第一作「冷如水狀」，同卷第七作「如水洗狀」。

❻病屬下焦：《千金要方》卷十九無此四字。

❼腹：《千金要方》卷十九作「腰」。

❽甘姜苓术：《千金要方》卷十九

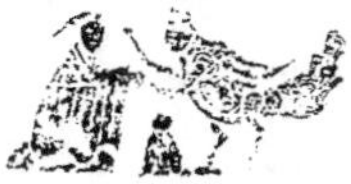

甘草乾薑茯苓白朮湯方

甘草二兩　白朮二兩　乾薑四兩

茯苓四兩

右四味，以水五升，煮取三升，分溫三服，腰中即溫。

腎死藏，浮之堅，按之亂如轉丸，益下入尺中者，死。

問曰：三焦竭部，上焦竭善噫，何謂也？○師曰：上焦受中焦氣未和，不能消穀，故能❶噫耳。下焦竭，即遺溺失便，其氣不和，不能自禁制，不須治，久則愈。○

師曰：熱在上焦者，因欬為肺痿；熱在中焦者，則為

【校勘】

❶能：《注解傷寒論·平脉法》成注引作「令」。

堅熱在下焦者，則尿血，亦令淋秘不通。大腸有寒者，多鶩溏；有熱者，便腸垢。小腸有寒者，其人下重便血❶；有熱者，必痔。

問曰：病有積、有聚、有檕氣，何謂也？○師曰：積者，藏病也，終不移；聚者，府病也，發作有時，展轉痛移，為可治；檕氣者，脇下痛❷，按之則愈，復發為檕氣。諸積大法，脉來細❸而附骨者，乃積也。寸口，積在胸中；微出寸口，積在喉中；關上，積在臍傍；上關上，積在心下；微下關，積在少腹；尺中，積在氣衝❹；脉出左，積在左；脉在右，積在右；脉兩出，積在中央。各以其部處

【校勘】

❶血：《脉經》卷六第五、《千金要方》卷十四「血」上有「膿」字。

❷痛：《脉經》卷六第五、《千金要方》卷十四「痛」上并有「牽」字。

❸細：《千金要方》卷十四「細」下有「軟」字。

❹衝：《脉經》卷六第五作「街」。

之。

痰飲欬嗽病脉證并治第十二

論一首　脉證二十一條　方十八首

問曰。夫飲有四。何謂也○師曰。有痰飲。有懸飲。有溢飲。有支飲○問曰。四飲何以為異○師曰。其人素盛。今瘦。水走腸間。瀝瀝有聲。謂之痰飲。飲後水流在❶脇下。欬唾引痛。謂之懸飲。飲水流行。歸於四肢。當汗出而不汗出。身體疼重。謂之溢飲。欬逆倚❷息。短氣不得臥。其形如腫。謂之支飲○水在心。心下堅築。短氣。惡水不欲飲○水在肺。吐涎沫。欲飲

【校勘】

❶在：《病源》卷二十《懸飲候》作「注」。

❷倚：《病源》卷二十《支飲候》作「喘」。

水。○水在脾。少氣身重。○水在肝。脇下支滿。嚏而痛。○水在腎。心下悸。○夫心下有留飲。其人背寒冷如手❶大。○留飲者。脇下痛引缺盆。欬嗽則輒已。一作轉甚○胸中有留飲。其人短氣而渴。四肢歷節痛。脉沈者。有留飲。○膈上病痰滿喘❷欬吐。發則寒熱。背痛腰疼。目泣自出。其人振振身瞤劇。必有伏飲。○夫病人飲水多。必暴喘滿。凡食少飲多。水停心下。甚者則悸。微者短氣。脉雙弦者。寒也。皆大下後善虛。脉偏弦者。飲也。○肺飲不弦。但苦❸喘短氣。○支飲亦喘而不能臥❹。加短氣。其脉平也。○病痰飲

【校勘】

❶ 手：鄧珍本作「水」。手，《説文》：「拳也。」作「手」爲是。

❷ 病痰滿喘：《脉經》卷八第十五、《千金要方》卷十八第六「病痰」并作「之證」。「滿喘」應作「喘滿」。

❸ 苦：《脉經》卷八第十五、《千金要方》卷十八第六并作「喜」。

❹ 卧：《千金要方》卷十八第六「卧」作「眠」。

者當以溫藥和之。

心下有痰飲。胸脇支滿。目眩。苓桂术甘湯主之❶。

茯桂术甘湯方

茯苓四兩　桂枝三兩　白术三兩

甘草二兩

右四味。以水六升。煮取三升。分溫三服。小便則利。

夫短氣有微飲。當從小便去之。苓桂术甘湯主之。方見上　腎氣丸亦主之。方見脚氣中

病者脉伏。其人欲自利。利反快。雖利。心下續堅滿。

【校勘】

❶苓桂术甘湯主之：《脉經》卷八第十、《千金要方》并作「甘草湯主之」。

此為留飲欲去故也。甘遂半夏湯主之。

甘遂半夏湯方

甘遂大者三枚　半夏十二枚以水一升煑取半升去滓

芍藥五枚　甘草如指大一枚炙一本作無

右四味。以水二升。煑取半升。去滓。以蜜半升。和藥汁煎。取八合。頓服之。

脉浮而細滑。傷飲。○脉弦數。有寒飲。冬夏難治。○

脉沈而弦者。懸飲內痛。○病懸飲者。十棗湯主之。

十棗湯方

芫花熬　甘遂　大戟各等分

右三味。擣篩。以水一升五合。先煮肥大棗十枚。取九合。去滓。内藥末。强人服一錢七。羸人服半錢。平旦温服之。不下者。明日更加半錢。得快下後。糜粥自養。

病溢飲者。當發其汗。大青龍湯主之。○小青龍湯亦主之。

大青龍湯方

麻黄六兩去節　桂枝二兩去皮　甘草二兩炙

杏仁四十箇去皮尖　生姜三兩切　大棗十二枚

石膏如雞子大碎

右七味以水九升先煑麻黄減二升去上沫内諸藥煑取三升去滓温服一升取微似汗汗多者温粉粉之

小青龍湯方

麻黄三兩去節　芍藥三兩　五味子半升

乾姜三兩　甘草三兩炙　細辛三兩

桂枝三兩去皮　半夏半升洗

右八味以水一斗先煑麻黄減二升去上沫内諸藥煑取三升去滓温服一升

膈間支飲其人　滿心下痞堅面色黧黑其脉沉

緊。得之數十日。醫吐下之。不愈。木防已湯主之。虛者即愈。實者三日復發。復與不愈者。宜木防已湯去石膏。加茯苓芒硝湯主之。

木防已湯方

木防已三兩　石膏十二枚，雞子大❶　桂枝二兩　人參四兩

右四味。以水六升。煑取二升。分温再服。

木防已加茯苓芒硝湯方

木防已二兩　桂枝二兩　人參四兩　芒硝三合　茯苓四兩

【校勘】

❶十二枚：《外臺》卷八作「三枚」。

右五味。以水六升。煑取二升。去滓。内芒硝。再微煎。分溫再服。微利則愈。

心下有支飲。其人苦冒眩。澤瀉湯主之

澤瀉湯方

澤瀉五兩　白术二兩

右二味。以水二升。煑取一升。分溫再服。

支飲胸滿者。厚朴大黄湯主之。

厚朴大黄湯方

厚朴一尺　大黄六兩　枳實四枚❶

右三味。以水五升。煑取二升。分溫再服。

【校勘】

❶枚：《千金要方》卷十八第六、《外臺》卷八《支飲方》并作「兩」。

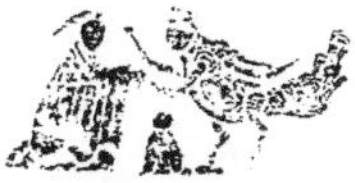

支飲不得息。亭藶大棗瀉肺湯主之。方見肺癰中。

嘔家本❶渴。渴者為欲解。今❷反不渴。心下有支飲故也。小半夏湯主之。千金云。小半夏加茯苓湯。

小半夏湯方

半夏一升　生姜半斤

右二味。以水七升。煮取一升半。分温再服。

腹滿。口舌❸乾燥。此腸間有水氣。巳椒藶黃丸主之。

巳椒藶黃丸方

防巳　椒目　亭藶熬　大黃各一兩

右四味。末之。蜜丸如梧子大。先食飲服一丸。日

【校勘】

❶本：《千金要方》卷十八第六、《外臺》卷八《支飲方》并作「不」。爲是。

❷今：《千金要方》「今」上有「本渴」二字。當據補。

❸口舌：《脉經》卷八第十五「舌」作「苦」。《千金要方》卷十八第六「口」下無「舌」字。

三服。稍增。口中有津液。渴者。加芒硝半兩。

卒嘔吐。心下痞。膈間有水。眩❶悸者。半❷夏加茯苓湯主之。

小半夏加茯苓湯方

半夏一升　生姜半斤　茯苓三兩一法四兩

右三味。以水七升。煮取一升五合❸分溫再服。

假令瘦人臍下有❹悸。吐涎沫而癲眩。此水也。五苓散主之。

五苓散方

澤瀉一兩一分　猪苓三分去皮　茯苓三分

【校勘】

❶眩：《千金要方》卷十八第六、《外臺》卷八《支飲方》「眩」上并有「目」字。

❷半：《外臺》卷八「半」上有「小」字，與方名合。

❸五合：《千金要方》「五合」下有「去滓」二字。

❹有：《脈經》卷八第十五、《千金要方》卷十八第六無。

白术三分　桂二分去皮

右五味。為末。白飲服方寸匕。日三服。多飲煖水。汗出愈。

附方

外臺茯苓飲。治心胷中有停痰宿水。自吐出水後。心胸間虚氣。滿不能食。消痰氣。令能食。

茯苓　人參　白术各三兩

枳實二兩　橘皮二兩半❶　生姜四兩

右六味。水六升。煑取一升八合。分溫三服。如人行八九里。進之。

【校勘】

❶二兩半：《外臺》卷八作「一兩半切」。

欬家其脉弦。為有水。十棗湯主之。方見上

夫有支飲家。欬煩胸中痛者。不卒死。至一百日❶一歲。宜十棗湯。方見上

久欬數歲。其脉弱者。可治。實大數者。死。其脉虛者。必苦冒。其人本有支飲在胸中故也。治屬飲家。

欬逆倚息不得臥。小青龍湯主之。方見上。文肺癰中。

青龍湯下已。多唾口燥。寸脉沉。尺脉微。手足厥逆❷。氣從小腹上衝胸咽。手足痺。其面翕熱如醉狀。因復下流陰股。小便難。時復冒者。與茯苓桂枝五味甘草湯。治其氣衝。

【校勘】

❶日：醫統本「日」下有「或」字。義長。

❷逆：《千金要方》卷十八第五「逆」作「冷」。

桂苓五味甘草湯方

茯苓四兩 桂枝四兩去皮 甘草三兩炙

五味子半升

右四味。以水八升。煑取三升。去滓。分三。温服。

衝氣即低。而反更欬胸滿者。用桂苓五味甘草湯。去桂加乾姜細辛。以治其欬滿。

苓甘五味姜辛湯

茯苓四兩 甘草三兩 乾姜三兩

細辛三兩 五味半升

右五味。以水八升。煑取三升。去滓。温服半升。日

三。❶

欬滿即止。而更復渴。衝氣復發者。以細辛乾姜為熱藥也。服之當遂渴。而渴反止者。為支飲也。支飲者。法當冒。冒者必嘔。嘔者復內半夏以去其水。

茯苓五味甘草去桂加姜辛夏湯方

茯苓四兩　甘草二兩　細辛二兩

乾姜二兩　五味子　半夏各半升

右六味。以水八升。煑取三升。去滓。溫服半升。日三。

水去嘔止。其人形腫者。加杏仁主之。其證應內麻

【校勘】

❶三：俞橋本「三」下有「服」字。當補。

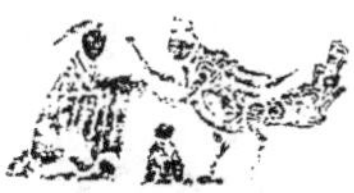

黃。以其人遂痺。故不内之。若逆而内之者。必厥。所以然者。以其人血虛。麻黄發其陽故也。

茯苓甘草五味姜辛湯方

茯苓四兩　甘草三兩　五味半升

乾姜三兩　細辛三兩　半夏半升

杏仁半升去皮尖

右七味。以水一斗。煮取三升。去滓。温服半升。日三。

若面熱如醉。此為胃熱上衝。熏其面。加大黄以利之。

茯甘姜味辛夏仁黃湯方

茯苓四兩　甘草三兩　五味半升

乾姜三兩　細辛三兩　半夏半升

杏仁半升　大黃三兩

右八味。以水一斗。煑取三升。去滓。温服半升。日三。

先渴後嘔。爲水停心下。此屬飲家。小半夏茯苓湯主之。方見上。

消渴小便利淋病脉證并治第十三

脉證九條　方六首

厥陰之為病。消渴。氣上衝心。❶心中疼熱。飢而不欲食。食即吐。❷下之不肯止。❸

○寸口脉浮而遲。浮即為虚。遲即為勞。虚則衛氣不足。勞則榮氣竭。趺陽脉浮而數。浮即為氣。數即為消穀而大堅。一作緊。氣盛則溲數。溲數即堅。堅數相搏。即為消渴。

男子消渴。小便反多。以飲一斗。小便一斗。腎氣丸主之。方見脚氣中

脉浮。小便不利。微熱消渴者。宜利小便發汗。五苓散主之。方見上

渴欲飲水。水入則吐者。名曰水逆。五苓散主之。方見

【校勘】

❶心：《脉經》卷八無。

❷食即吐：《注解傷寒論·辨厥陰病脉證并治》作「食則吐蛔」。

❸不肯止：《注解傷寒論·辨厥陰病脉證并治》作「利不止」。

上

渴欲飲水。不止者。文蛤散主之。

文蛤散方

文蛤五兩

右一味。杵為散。以沸湯五合。和服。方寸匕。

淋之為病。小便如粟狀。小腹弦急。痛引臍中。○趺陽脉數。胃中有熱。即消穀引食。大便必堅。小便即數。○淋家不可發汗。發汗則必便血。

小便不利者。有水氣。其人若渴。用栝蔞瞿麥丸主之。

括蔞瞿麥丸方

括蔞根二兩　茯苓三兩　薯蕷三兩

附子一枚炮　瞿麥一兩

右五味。末之。煉蜜丸梧子大。飲服三丸。日三服。不知。增至七八丸。以小便利腹中温為知。

小便不利。蒲灰散主之。滑石白魚散。茯苓戎鹽湯並主之。

蒲灰散方

蒲灰七分　滑石三分

右二味。杵為散。飲服方寸❶匕。日三服。

【校勘】

❶方寸：醫統本、俞橋本作「半錢」。

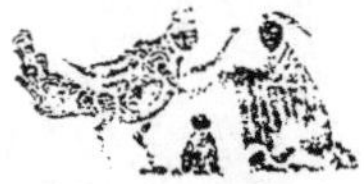

滑石白魚散方

滑石二分　亂髮二分燒　白魚二分

右三味。杵為散。飲服方寸匕。日三服。

茯苓戎鹽湯方

茯苓半斤　白朮二兩　戎鹽彈丸大一枚

右三味。

渴欲飲水。口乾舌燥者。白虎加人參湯主之。方見中暍中。

脈浮。發熱。渴欲飲水。小便不利者。猪苓湯主之。

猪苓湯方

猪苓去皮　茯苓　阿膠

滑石　澤瀉各一兩

右五味。以水四升。先煮四味。取二升。去滓。内膠烊消。溫服七合。日三服。

水氣病脉證并治第十四

論七首　脉證五條　方八首

師曰。病有風水。有皮水。有正水。有石水。有黄汗。風水其脉自浮。外證骨節疼痛惡風。皮水其脉亦浮。外證胕腫。按之沒指。不惡風。其腹如鼓。不渴。當發其汗。正水其脉沈遲。外證自喘。石水其脉自沈。外證。腹滿不喘。黃汗。其脉沈遲。身發熱。胸滿。四肢頭面腫。久不愈。必致癰膿。◯脉浮而洪。浮則為風。洪則為氣。風氣相搏。風强則為隱疹。身體為癢。癢為泄風。久為痂癩。氣强則為水。難以俛仰。風氣相擊。身體洪腫。汗出乃愈。惡風則虚。此為風水。不惡風者。小便通利。上焦有寒。其口多涎。此為黃汗。◯寸口脉沈滑者。中有水氣。面目腫大。有熱。名曰風水。視人之目裹上微擁。如蚕新臥起狀。其頸脉動。時時欬。按其手足上。陷而不起者。風水。◯太陽病。脉浮而緊。法當骨節疼痛。反不疼。身體反重而酸。其人不渴汗出即愈此為風水惡寒者此為極虚發汗得之渴而不惡寒者此為皮水身腫而冷狀如周痹胸中窒不能食反聚痛暮躁不得眠此為黄汗痛在骨節欬而喘不渴者此為脾脹其狀如腫發汗即愈然諸病此者渴而下利小便數者皆不可發汗○裏水者一身面目黄腫其脉沈小便不利故令病水假如小便自利此亡津液故令渴也越婢加朮湯主之方見下○趺陽脉當伏今反緊本自有寒疝瘕腹中痛醫反下之下之即胸滿短氣○趺陽脉當伏今反數本自有熱消穀小便數今

反不利此欲作水。寸口脉浮而遲浮脉則熱遲脉則潛熱潛相搏名曰沈趺陽脉浮而數浮脉即熱數脉即止熱止相搏名曰伏沈伏相搏名曰水沈則絡脉虛伏則小便難虛難相搏水走皮膚即為水矣。寸口脉弦而緊弦則衛氣不行即惡寒水不沾流走於腸間。少陰脉緊而沈緊則為痛沈則為水小便即難脉得諸沈當責有水身體腫重水病脉出者死。夫水病人目下有臥蚕面目鮮澤脉伏其人消渴病水腹大小便不利其脉沈絶者有水可下之問曰。病下利後渴飲水。小便不利。腹滿因腫者。何也。答曰。此法當病水。若小便自利及汗出者。自當愈。○心水者。其身重而少氣。不得臥。煩而躁。其人陰腫。○肝水者。其腹大。不能自轉側。脇下腹痛。時時津液微生。小便續通。○肺水者。其身腫。小便難。時時鴨溏。○脾水者。其腹大。四肢苦重。津液不生。但苦少氣。小便難。○腎水者。其腹大。臍腫腰痛。不得溺。陰下濕如牛鼻上❶汗。其足逆冷❷。面反瘦。○師曰。諸有❸水者。腰以下腫。當利小便。腰以上腫。當發汗乃愈。○師曰。寸口脉沈而遲。沈則為水。遲則為

【校勘】

❶鼻上：《千金要方》卷十九第一「鼻上」作「鼻頭」。

❷冷：《千金要方》卷十九第一作「寒」。

❸諸有：《千金要方》卷二十一第四作「治」字。

寒。寒水相搏。趺陽脉伏。水穀不化。脾氣衰則鶩溏。胃氣衰則身腫。少陽脉卑。少陰脉細。男子則小便不利。婦人則經水不通。經為血。血不利則為水。名曰血分。

問曰。病者苦水。面目身體四肢皆腫。小便不利。脉❶之不言水。反言胷中痛。氣上衝咽。狀如炙肉。當微欬喘。審如師言。其脉何類。○師曰。寸口脉沈而緊。沈為水。緊為寒。沈緊相搏。結在關元。始時當微。年盛不覺。陽衰之後。榮衛相干。陽損陰盛。結寒微動。腎氣上衝。喉咽塞噎。脇下急痛。醫以為留飲而大

【校勘】

❶脉：《脉經》卷八第八「脉」上有「師」字。可參。

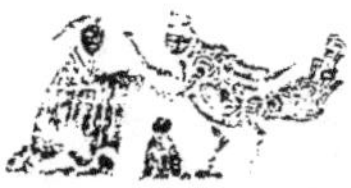

下之氣擊不去其病不除後重吐之胃家虛煩咽燥欲飲水小便不利水穀不化面目手足浮腫又與葶藶丸下水當時如小差食飲過度腫復如前胸脇苦痛象若奔㹠其水揚溢則浮咳喘逆當先攻擊衝氣令止乃治欬欬止其喘自差先治新病病當在後

風水脉浮身重汗出惡風者防巳黃耆湯主之腹痛加芍藥

防巳黃耆湯方

防巳一兩　黃耆一兩一分　白朮三分

甘草半兩炙

右剉每服五錢七。生姜四片。棗一枚。水盞半。煎取八分。去滓。温服。良久再服。

風水惡風。一身悉腫。脉浮不渴。續自汗出。無大熱。越婢湯主之。

越婢湯方

麻黃六兩　石膏半斤　生姜三兩

大棗十五枚　甘草二兩

右五味。以水六升。先煑麻黃。去上沫。内諸藥。煑取三升。分温三服。○惡風者。加附子一枚。炮○

風水加朮四兩。古今錄驗

皮水為病，四肢腫，水氣在皮膚中，四肢聶聶動者，防巳茯苓湯主之。

防巳茯苓湯方

防巳三兩　黃耆三兩　桂枝三兩

茯苓六兩　甘草二兩

右五味，以水六升，煑取二升，分溫三服。

裏水❶，越婢加朮湯主之，甘草麻黃湯亦主之。

越婢加朮湯方 見上。於內加白朮四兩。又見脚氣中。

甘草麻黃湯方

【校勘】

❶裏水：《外臺》卷二十引范汪及《古今録驗》并作「皮水」。

甘草二兩　麻黄四兩

右二味。以水五升。先煑麻黄去上沫。内甘草。煑取三升。温服一升。重覆汗出。不汗。再服。慎風寒。

水之為病。其脉沉小。屬少陰。浮者為風。無水。虚脹者。為氣。水。發其汗即已。脉沉者。宜麻黄附子湯。浮者。宜杏子湯。

麻黄附子湯❶方

麻黄三兩　甘草二兩　附子一枚炮

右三味。以水七升。先煑麻黄。去上沫。内諸藥。煑取二升半。温服八分。日三服。

【校勘】

❶麻黄附子湯：本書目録爲「附子麻黄湯」。

杏子湯方未見。恐是麻黄杏仁甘草石膏湯。

厥而皮水者，蒲灰散主之。方見消渴中。

問曰：黄汗之為病，身體腫，一作重。發熱汗出而渴，[1]狀如風水，汗沾衣，色正黄如蘗汁，脉自沈，何從得之？

○師曰：以汗出入水中浴，水從汗孔入得之，宜耆芍桂酒湯主之。

黄耆芍桂苦酒湯方

黄耆五兩　芍藥三兩　桂枝三兩

右三味，以苦酒一升，水七升，相和，煮取三升，温服一升。當心煩，服至六七日乃解。若心煩不止

【校勘】

[1] 渴：《千金要方》卷十第五、《總録》卷六十一《黄汗》「渴」作「不渴」；《脉經》卷八注「而渴一作不渴。」

者以苦酒阻故也。一方用美酒醯代苦酒。

黄汗之病。兩脛自冷。假令發熱。此屬歷節。食已汗出。又身常暮盗汗出者。此勞氣也。若汗出已反發熱者。久久其身必甲錯。發熱不止者。必生惡瘡。若身重。汗出已輒輕者。久久必身瞤。瞤即胷中痛。又從腰以上必汗出。下無汗。腰髖弛痛。如有物❶在皮中状。劇者不能食。身疼重。煩燥。小便不利。此為黄汗。桂枝加黄耆湯主之。

桂枝加黄耆湯方

桂枝三兩　芍藥三兩　甘草二兩

【校勘】

❶有物：《外臺》卷二十作「蟲」字。

生姜三兩　大棗十二枚　黃耆二兩

右六味，以水八升，煮取三升，温服一升，須臾飲熱稀粥一升餘，以助藥力，温服取微汗，若不汗，更服。

師曰：寸口脉遲而濇，遲則為寒，濇為血不足；趺陽脉微而遲，微則為氣，遲則為寒。寒氣不足，則手足逆冷；手足逆冷，則榮衛不利；榮衛不利，則腹滿脇鳴[1]相逐，氣轉膀胱，榮衛俱勞；陽氣不通，即身冷；陰氣不通，即骨疼；陽前通則惡寒，陰前通則痺不仁。陰陽相得，其氣乃行；大氣一轉，其氣乃散；實則失

【校勘】

[1] 脇鳴：吉野本、享和本「脇鳴」并作「腸鳴」。

氣虛則遺尿。名曰氣分。

氣分。心下堅大如盤。邊如旋杯。水飲所作。桂枝去芍藥。加麻辛附子湯主之。

桂姜草棗黃辛附子湯方

桂枝三兩　生姜三兩　甘草二兩

大棗十二枚　麻黃二兩　細辛二兩

附子一枚炮

右七味。以水七升。煑麻黃。去上沫。內諸藥。煑取二升。分溫三服。當汗出。如蟲行皮中。即愈。

心下堅大如盤。邊如旋盤。水飲所作。枳朮湯主之。

枳术湯方

枳實七枚 白术二兩

右二味。以水五升。煮取三升。分温三服。腹中耎。即當散也。

附方

外臺防已黄耆湯。治風水。脉浮為在表。其人或頭汗出。表無他病。病者但下重。從腰以上為和。腰以下當腫及陰。難以屈伸。方見風濕中

黄疸病脉證并治第十五

論二首 脉證十四條 方七首

【校勘】

❶枳术湯：本書目録為「枳實白术湯」。

寸口脉浮而緩，浮則為風，緩則為痹。痹非中風，四肢苦煩，脾色必黃，瘀熱以行。○趺陽脉緊而數，數則為熱，熱則消穀；緊則為寒，食即為滿。尺脉浮為傷腎，趺陽脉緊為傷脾。風寒相搏，食穀即眩，穀氣不消，胃中苦濁，濁氣下流，小便不通，陰被其寒，熱流膀胱，身體盡黃，名曰穀疸。額上黑，微汗出，手足中熱，薄暮即發，膀胱急，小便自❶利，名曰女勞疸。腹如水狀，不治。心中懊憹而熱，不能食，時欲吐，名曰酒疸。○陽明病，脉遲者，食難用飽，飽則發煩，頭眩，小便必難，此欲作穀疸。雖下之，腹滿如故，所以然

【校勘】

❶自：疑「不」字之誤。《注解傷寒論・辨陽明病脉證并治》云：「若小便自利者，不能發黃。」

者脉遲故也○夫病酒黃疸必小便不利其候心中熱足下熱是其證也○酒黃疸者或無熱請言❶小腹滿欲吐鼻燥其脉浮者先吐之沉弦者先下之○酒疸心中熱欲嘔者吐之愈○酒疸下之久久為黑疸目青面黑心中如噉蒜虀狀大便正黑皮膚爪之不仁其脉浮弱雖黑微黃故知之○師曰病黃疸發熱煩喘胸滿口燥者以病發時火劫其汗兩熱所得然黃家所得從濕得之一身盡發熱而❷黃肚熱熱在裏當下之○脉沈渴欲飲水小便不利者皆發黃○腹滿舌痿黃燥不得睡屬黃

【校勘】

❶ 請言：鄧珍本作「靖言了」；《脉經》卷八、《千金要方》卷十并作「靖言了了」，爲是。

❷ 而：醫統本、俞橋本作「面」。

家。舌痿。疑作身痿。○黃疸之病當以十八日爲期治之十日以上瘥反極❶爲難治。○疸而渴者其疸難治疸而不渴者其疸可治發於陰部其人必嘔陽部其人振寒而發熱也。

穀疸之爲病寒熱不食食即頭眩心胷不安久久發黃爲穀疸茵蔯湯主之。

茵蔯湯方

茵蔯蒿六兩　梔子十四枚　大黃二兩

右三味以水一斗先煑茵蔯減六升內二味煑取三升去滓分温三服小便當利尿如皂角汁

【校勘】

❶ 極：醫統本作「劇」。爲是。

狀色正赤。一宿腹減。黃從小便去也。

黃家❶日晡所❷發熱。而反❸惡寒。此為女勞得之。膀胱急。少腹滿。身盡黃。額上黑。足下熱。因作黑疸。其腹脹如水狀。大便必黑。時溏。此女勞之病。非水也。腹滿者難治。用消礬散主之。

消石礬石散方

消石　礬石燒等分

右二味。為散。以大麥粥汁。和服方寸匕。日三服。病隨大小便去。小便正黃。大便正黑。是候也。

酒黃疸❹心中懊憹❺或熱❻痛。梔子大黃湯主之。

【校勘】

❶黃家：《千金翼方》卷十八《黃疸》第三作「黃疸之爲病」。

❷所：俞橋本作「時」。

❸而反：《千金翼方》卷十八《黃疸》無「而反」二字。

❹酒黃疸：《千金要方》卷十第五作「痰結發黃酒疸」；《外臺》卷四作「酒癉者」。

❺憹：《千金要方》卷十第五「憹」下有「而不甚熱」四字。

❻熱：《千金翼方》卷十八《黃疸》「或」下無「熱」字。

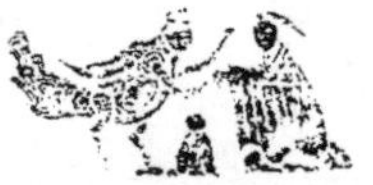

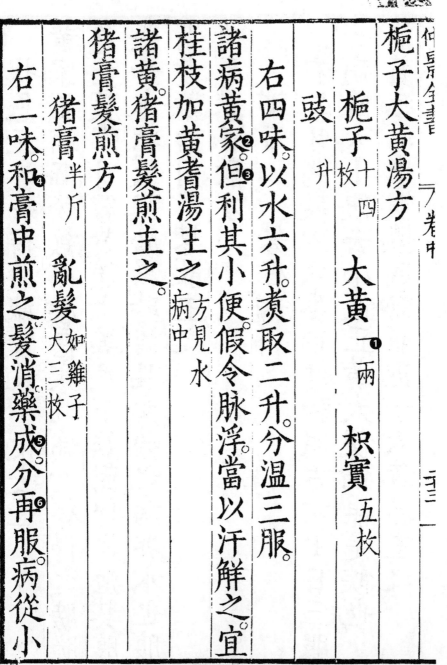

梔子大黄湯方

梔子十四枚 大黄一❶兩 枳實五枚

豉一升

右四味。以水六升。煑取二升。分温三服。

諸病黄家❷。但❸利其小便。假令脉浮。當以汗解之。宜桂枝加黄耆湯主之。方見水病中

諸黄。猪膏髮煎主之。

猪膏髮煎方

猪膏半斤 亂髮如雞子大三枚

右二味。和❹膏中煎之。髮消藥成❺。分再❻服。病從小

【校勘】

❶一：俞橋本作「二」。

❷病黄家：《千金要方》卷十第五作「病黄疸」，《金鑒》作「黄家病」。

❸但：《千金要方》卷十第五作「宜」字。

❹和：「和」是誤字，未明以何物和膏。《外臺》卷四「和」作「内髮」，爲是。「内」讀如「納」，即放入。

❺髮消藥成：《外臺》卷四作「髮消盡，研，絞去膏細滓」。

❻再：《外臺》卷四作「二」字。

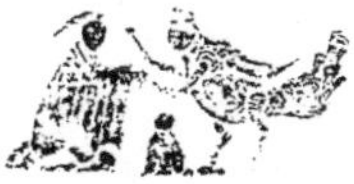

便出❶。

黃疸病。茵蔯五苓散主之。一本云茵蔯湯及五苓散並主之。

茵蔯五苓散方

茵蔯蒿末十分　五苓散五分○方見痰飲中。

右二物和。先食飲方寸匕。日三服。

黃疸❷。腹滿小便不利而赤。自❸汗出。此為表和裏實。當下之。宜大黃消石湯。

大黃消石湯

大黃　黃蘗　消石各四兩　梔子十五枚

右四味。以水六升。煑取二升。去滓。內消。更煑取

【校勘】

❶出：《外臺》卷四作「去也」。

❷黃疸：《千金要方》卷十第五、《外臺》卷四《黃疸方》引《傷寒論》并作「黃家」。

❸自：《外臺》卷四作「身」字。

一升頓服。[1]

黃疸病[2]小便色不變[3]欲自利腹滿而喘不可除[4]熱。熱除必噦。噦者小半夏湯主之。方見消[5]渴中。

諸黃腹痛而嘔者宜柴胡湯。[6]必小柴胡湯。方見嘔吐中。

男子黃小便自利當與虛勞小建中湯。方見虛勞中。

附方

瓜蒂湯治諸黃。方見暍病中

千金麻黃醇酒[7]湯治黃疸[8]。

麻黃三兩[9]

右一味以美清酒[7]五升煑取二升半[10]頓服盡。冬

【校勘】

[1] 頓服：《千金要方》卷十八作「先食頓服之」；《外臺》作「先食頓服盡」。

[2] 黃疸病：《千金翼方》卷十八《黃疸》作「治黃疸」。

[3] 變：《千金翼方》卷十八「變」作「異」。

[4] 除：《外臺》卷四「除」下有「其」字。

[5] 消渴：醫統本作「痰飲」。爲是。

[6] 宜柴胡湯：林校作「必小柴胡湯」，爲是。

[7] 醇酒　美清酒：《千金要方》卷十第五作「淳酒」。

[8] 治黃疸：《千金要方》卷十第五作「治傷寒熱出表發黃疸」。

[9] 三兩：《外臺》卷四作「一大把，去節」。

[10] 二升半：《千金要方》卷十第五作「一升半」。

月用酒❶春月用水煑之。

驚悸吐衄下血胸滿瘀血病脉證治第十六

脉證十二條　方五首

寸口脉動而弱，動即為驚，弱則為悸。○師曰：夫脉浮，目睛暈黄，衄未止；暈黄去，目睛慧了，知衄今止。

○又曰：從春至夏衄者太陽，從秋至冬衄者陽明。

○衄家不可❷汗，汗出必額上陷，脉緊急，直視不能眴，不得眠。

○病人面無色，無寒熱，脉沈弦者衄；浮❸弱，手按之絶者，下血；煩欬者，必吐血。

○夫吐血，欬逆上氣，其脉數而有熱，不得臥者，死。

○夫酒客欬

【校勘】

❶ 用酒：《千金要方》卷十八作「寒時用清酒」。

❷ 可：《脉經》卷八第十三「可」下有「發其」二字。

❸ 浮：《脉經》卷八第十三「浮」上有「脉」字。

者必致吐血。此因極飲過度所致也。◯寸口[1]脉弦而大。弦則為減。大則為芤。減則為寒。芤則為虛。寒虛相擊[2]。此名曰[3]革。婦人則半產漏下。男子則亡血[4]。◯亡血[5]不可發[6]其表。汗出則寒慄而振。◯病人胸滿。唇痿舌青。口燥。但欲嗽水不欲嚥。無寒熱。脉微大來遲。腹不滿。其人言我滿。為有瘀血。◯病者如熱狀。煩滿。口乾燥而渴。其脉反無熱。此為陰狀[7]。是瘀血也。當下之。

火邪者。桂枝去芍藥加蜀漆牡蠣龍骨救逆湯主之。

【校勘】

❶寸口：本書《血痹虛勞病脉證并治》無「寸口」二字。

❷寒虛相擊：本書《血痹虛勞病脉證并治》「寒虛」作「虛寒」；「擊」作「搏」。

❸曰：本書《血痹虛勞病脉證并治》作「爲」。

❹血：本書《血痹虛勞病脉證并治》「血」下有「失精」二字。

❺亡血：《脉經》卷八第十三「亡血」下有「家」字。

❻發：《脉經》卷八第十三「發」作「攻」。

❼狀：醫統本作「伏」。

桂枝救逆湯方

桂枝三兩去皮　甘草二兩炙　生姜三兩

牡蠣五兩熬　龍骨四兩　大棗十二枚

蜀漆三兩洗去腥

右為末。以水一斗二升。先煑蜀漆減二升。内諸藥。煑取三升。去滓。温服一升。

心下悸者。半夏麻黄丸主之。

半夏麻黄丸方

半夏　麻黄等分

右二味。末之。煉蜜和丸。小豆大。飲服三丸。日三

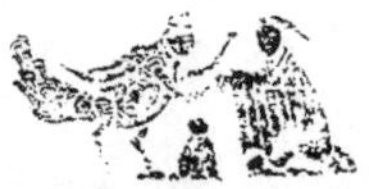

服。

吐血不止者。栢葉湯主之。

栢葉湯方

栢葉　乾姜各三兩　艾三把

右三味。以水五升。取馬通汁一升。合煑取一升。分溫再服。

下血。先便後❶血。此遠血也。黃土湯主之。

黃土湯方亦主吐血。衄血。

甘草　乾地黃❷　白朮　附子❸炮

阿膠　黃芩各三兩　竈中黃土半斤

【校勘】

❶先便後：《脉經》卷八第十三「先」「後」下并有「見」字。

❷乾地黃：《千金要方》卷十二第六無此三字。

❸附子：《千金要方》卷十二第六作「乾姜」。

右七味，以水八升，煑取三升❶，分溫三服。

下血，先血後❷便，此近血也，赤小豆當歸散主之。方見狐惑中

心氣不足❸，吐血、衄血，瀉心湯主之。

瀉心湯方 亦治霍亂

大黃二兩　黃連一兩　黃芩一兩

右三味，以水三升，煑取一升，頓服之。

嘔吐噦下利病脉證治第十七

論一首　脉證二十七條　方二十三首

夫嘔家有癰膿，不可治嘔❹，膿盡❺自愈。○先嘔却渴❻

【校勘】

❶ 煮取三升：《千金要方》卷十三「煮取」句下，有「去滓下膠」四字。爲是。

❷ 先血後：《脉經》卷八第十三「先」下「後」下并有「見」字。

❸ 不足：《千金要方》卷十三第二「不足」作「不定」。爲是。

❹ 治嘔：《外臺》卷六「治嘔」作「療也」。

❺ 膿盡：《外臺》卷六「膿」上有「其嘔」二字。

❻ 却（卻）渴：《外臺》卷六作「後渴」，是。

者此為欲解先渴却❶嘔者為水停心下此屬飲家嘔家本渴今反不渴者以心下有支飲故也此屬支飲○問曰病人脉數數為熱當消穀引食而反吐者何也○師曰以發其汗令陽微膈氣虚脉乃數數為客熱不能消穀胃中虚冷故❷也脉弦者虚也胃氣無餘朝食暮吐變為胃反寒在於上醫反下之令脉反弦故名曰虚○寸口脉微而數微則無氣無氣則榮虚榮虚則血不足血不足則胸中冷○趺陽脉浮而濇浮則為虚濇則傷脾脾傷則不磨朝食暮吐暮食朝吐宿穀不化名曰胃反脉

【校勘】

❶却「卻」：本書《痰飲咳嗽病脉證并治》「却『卻』」一作「後」字。爲是，當據改。

❷故：《注解傷寒論·辨太陽病脉證并治》《脉經》卷八第十四「故」下并有「吐」字。與文例合，當據補。

緊而澀。其病難治。〇病人欲吐者。不可下之。

噦而腹滿。視❶其前後。知何部不利。利之即愈。

嘔而胸滿者。茱萸湯主之。

茱萸湯方❷

吳茱萸一升　人參三兩　生姜六兩

大棗十二枚

右四味。以水五升❸煮取三升❹。温服七合。日三服。

乾嘔。吐涎沫。頭痛者。茱萸湯主之。方見上。

嘔而腸鳴。心下痞者。半夏瀉心湯主之。

半夏瀉心湯

【校勘】

❶視：《玉函》作「問」。

❷茱萸湯：「茱」上脱「吳」字。當據《注解傷寒論·辨陽明病脉證并治》補。

❸五升：《注解傷寒論·辨陽明病脉證并治》作「七升」。

❹三升：《注解傷寒論·辨陽明病脉證并治》作「二升」，「升」下有「去滓」二字，於義明，當據補。

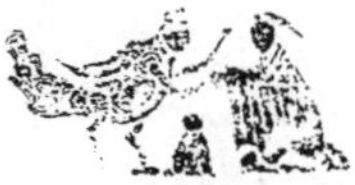

半夏半升洗　黃芩三兩　乾姜三兩

人參三兩　黃連一兩　大棗十二枚

甘草三兩炙

右七味。以水一斗。煑取六升。去滓。再煑取三升。溫服一升。日三服。

乾嘔而利者。黃芩加半夏生姜湯主之。

黃芩加半夏生姜湯方

黃芩三兩　甘草二兩炙　芍藥二兩

半夏半升　生姜三兩　大棗二十枚

右六味。以水一斗。煑取三升。去滓。溫服一升。日再夜一服。

諸嘔吐穀不得下者。小半夏湯主之。方見痰飲中

嘔吐而病在膈上。後思水者。解急與之。思水者。猪苓散主之。

猪苓散方

猪苓　茯苓　白朮各等分❶

右三味。杵為散。飲服方寸匕。日三服。

嘔而脉弱。小便復利。身有微熱。見厥者。難治。四逆湯主之。❷

四逆湯方

【校勘】

❶各等分：《千金要方》卷十六第五作「各三兩」。

❷四逆湯主之：《脉經》卷八第十四無此五字。

附子一枚生用❶　乾姜一兩半　甘草二兩炙

右三味。以水三升。煑取一升二合。去滓。分温再服。强人可❷大附子一枚。乾姜三兩。

嘔而發熱者。小柴胡湯主之。

小柴胡湯方

柴胡半斤　黄芩三兩　人參三兩

甘草三兩　半夏半斤　生姜三兩

大棗十二枚

右七味。以水一斗二升。煑取六升。去滓。再煎取三升。温服一升。日三服。

【校勘】

❶生用：《外臺》卷六無此二字。

❷可：《外臺》卷六作「用」字。

胃反嘔吐者。大半夏湯主之。千金云。治胃反不受食。食入即吐。外臺云治嘔。心下痞鞕者。

大半夏湯方

半夏二升❶洗完用　人參三兩❷　白蜜一升

右三味。以水一斗二升。和蜜揚之二百四十遍。煑取二升半。温服一升。餘分再服。

食已即吐者。大黄甘草湯主之。外臺方。又治吐水。

大黄甘草湯方

大黄四兩　甘草一兩❸

右二味。以水三升。煑取一升。分温再服。

【校勘】

❶二升：《千金要方》卷十六第四、《外臺》卷六并作「三升」。

❷三兩：《千金要方》卷十六作「二兩」。

❸一兩：《千金要方》卷十六、《外臺》卷六并作「二兩」；《外臺》卷六「兩」下有「炙」字。

胃反吐而渴欲飲水者。茯苓澤瀉湯主之。

茯苓澤瀉湯方 外臺云。治消渴脉絶❶。胃反吐食之。有小麥一升。

茯苓半斤❷ 澤瀉四兩 甘草二兩

桂枝❸二兩❹ 白术三兩❺ 生姜四兩

右六味。以水一斗。煮取三升。内澤瀉。再煮取二升半。温服八合。日三服。

吐後渴。欲得水而貪飲者。文蛤湯主之。兼主微風。脉緊頭痛。

文蛤湯方

文蛤五兩 麻黄三兩 甘草三兩

【校勘】

❶脉絶：《外臺》卷十一作「陰脉絶」。

❷半斤：《千金要方》卷十六第四作「四兩」。

❸桂枝：《千金要方》卷十六、《外臺》卷十一并作「桂心」。

❹二兩：《千金要方》卷十六、《外臺》卷十一并作「三兩」。

❺白术三兩：《千金要方》卷十六作「半夏四兩」。

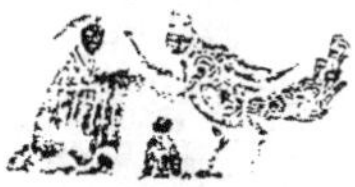

生姜三兩 石膏五兩 杏仁五十枚

大棗十二枚

右七味。以水六升。煑取二升。溫服一升。汗出即愈。

乾嘔。吐逆。吐涎沫。半夏乾姜散主之。

半夏乾姜散方

半夏 乾姜等分

右二味。杵為散。取方寸匕。漿水一升半。煎取七合。頓服之。

病人胸中似喘不喘。似嘔不嘔。似噦不噦。徹心中憒憒然無奈者。生姜半夏湯主之。

生姜半夏湯方

半夏半斤　生姜汁一升

右二味。以水三升。煑半夏。取二升。内生姜汁。煑取一升半。小冷。分四服。日三。夜一服。止停後服。

乾嘔噦。若手足厥❶者。橘皮湯主之。

橘皮湯方

橘皮四兩　生姜半斤

右二味。以水七升。煑取三升。温服一升。下咽即愈❷。

【校勘】

❶厥：《千金要方》卷十六第五「厥」下有「冷」字。

❷温服一升下咽即愈：《千金要方》卷十六作「分三服，不止，更合服之。」

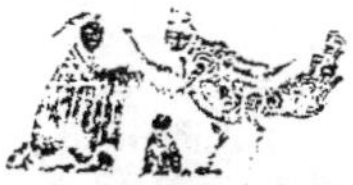

噦逆者。橘皮竹茹湯主之。

橘皮竹茹湯方

橘皮二升　竹茹二升　大棗三十枚

生姜半斤　甘草五兩　人參一兩

右六味。以水一斗。煮取三升。溫服一升。日三服。

夫[1]六府氣絕於外者。手足寒。上氣脚縮。五藏氣絕於内者。利不禁[2]。下甚者。手足不仁。○下利脉沈弦者。下重。脉大者。為未止。脉微弱數者。為欲自止。雖發熱不死。○下利。手足厥冷。無脉者。灸之不溫。若脉不還。反微喘者。死。少陰負趺陽者。為順也。○下

【校勘】

❶夫：《千金要方》卷十五第七作「凡」字。

❷利不禁：《脉經》卷八第十四作「下利不禁」；《千金要方》卷十五作「下不自禁」；《注解傷寒論·辨厥陰病脉證并治》成注引作「利下」。

利有微熱而[1]渴脉弱者今自愈○下利脉數有微熱汗出今自愈設脉緊[2]為未解○下利脉數而渴[3]者今自愈設不差必[4]清膿血以有熱故也○下利脉反弦發熱身汗者自愈○下利氣者當利其小便○下利寸[5]脉反浮數尺中自濇者必[4]清膿血○下利清穀不可攻其表汗出必脹滿○下利脉沈而遲其人面少赤身有微熱下利清穀者必鬱冒汗出而解病人必[6]微熱所以然者其面戴陽下虚故也○下利後脉絶手足厥冷晬時脉還手足温者生脉不還[7]者死○下利腹脹滿身體疼痛者先

【校勘】

❶ 而：《脉經》卷八第十四、《千金翼方》卷十并作「其人」。

❷ 脉緊：《注解傷寒論·辨太陽病脉證并治》「脉」作「復」。據成注應作「設脉復緊」，於義爲合。《脉經》卷八第十四《千金翼方》卷十并作「脉復緊」。

❸ 渴：《脉經》卷八第十四、《千金要方》卷十五第七「渴」并作「浮」字。

❹ 必：《脉經》「必」上有「其人」二字。

❺ 寸：《千金要方》卷十五第七無。

❻ 必：《千金翼方》卷十無。

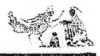

❼ 脉不還：脉，《玉函》《千金翼方》卷十并無此三字。不還：《玉函》《千金要方》卷十五第七「不還」下有「不温」二字。似應據補，與文

溫其裏。乃攻其表。溫裏宜四逆湯。攻表宜桂枝湯❶。

四逆湯方 見上

桂枝湯方

桂枝三兩去皮 芍藥三兩 甘草二兩炙

生姜三兩 大棗十二枚

右五味。㕮咀。以水七升。微火煑取三升。去滓。適寒溫服一升。服已須臾。啜稀粥一升。以助藥力。溫覆令一時許。遍身漐漐微似有汗者益佳。不可令如水淋漓。若一服汗出病差。停後服。

下利三部脉皆平❷。按之心下堅者。急❸下之。宜大承

【校勘】

❶宜四逆湯攻表宜桂枝湯：《脉經》卷八第十四無此十二字。

❷平：《千金翼方》卷十作「浮」。《千金要方》細注同。

❸急：《脉經》卷八第十四作「當」字。

氣湯。○下利脈遲而滑者。實也。利未欲止❶。急下之。宜大承氣湯。○下利脈反滑者。當有所去。下乃愈。宜大承氣湯❷。○下利已差。至其年月日時復發者。以病❸不盡故也❹。當下之。宜大承氣湯❺。

大承氣湯方見痓病中

下利讝語者。有燥屎也❻。小承氣湯主之❼。

小承氣湯方

大黃四兩　厚朴二兩炙　枳實大者三枚炙

右三味。以水四升。煑取一升二合。去滓。分溫二服。得利則止。

【校勘】

❶利未欲止：《千金要方》卷十五第七作「利爲未止」，爲是。

❷宜大承氣湯：《脈經》卷八第十四、《千金要方》卷十五第七并無此五字。

❸以病：《脈經》卷八第十四、《千金要方》卷十五第七「以」并作「此爲」，《千金要方》卷八第十四「病」作「下」。作「病」義勝。

❹故也：《脈經》卷八第十四無此二字。

❺當下之宜大承氣湯：《脈經》卷八第十四「當」下有「復」字；《千金要方》卷十五第七「當」作「更」，《千金要方》「之」下有「愈」字，宜大承氣湯，《脈經》卷十五第七、《千金要方》卷十五第七并無此五字。

❻有燥屎也：「有」上，《千金要方》卷十五第七有「腹内」二字，當據補。「也」字《千金要方》卷十五第七無。

❼小承氣湯主之：《脈經》卷十五第七、《千金要方》卷

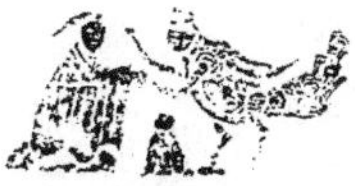

下利便膿血者。桃花湯主之。

桃花湯方

赤石脂一斤一半剉一半篩末　乾姜一兩

粳米一升

右三味。以水七升。煑米令熟。去滓。温❶七合。内赤石脂末方寸匕。日三服。若一服愈。餘勿服。

熱利重下者。白頭翁湯主之。

白頭翁湯方

白頭翁二兩　黄連三兩　黄栢三兩

秦皮三兩

【校勘】

❶温：《注解傷寒論·辨少陰病脉證治》「温」下有「服」字。

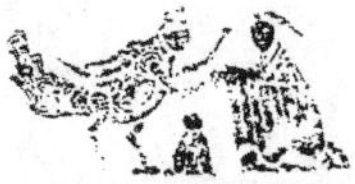

右四味。以水七升。煮取二升。去滓。溫服一升。不愈更服。

下利後。更煩。按之心下濡者。為虛煩也。梔子豉湯主之。

梔子豉湯方

梔子十四枚　香豉四合綿裹

右二味。以水四升。先煮梔子得二升半。內豉煮取一升半。去滓。分二服。溫進一服。得吐則止。

下利清穀。裏寒外熱。汗出而厥者。通脈四逆湯主之。

通脉四逆湯方

附子大者一枚生用　乾姜三兩強人可四兩　甘草二兩炙

右三味。以水三升。煑取一升二合。去滓。分温再服。

下利肺痛。紫參湯主之。

紫參湯方

紫參半斤　甘草三兩

右二味。以水五升。先煑紫參取二升。内甘草煑取一升半。分温三服。疑非仲景方

氣利。訶梨勒散主之。

訶梨勒散方

訶梨勒十枚煨

右一味為散粥飲和頓服疑非仲景方

附方

千金翼小承氣湯治大便不通噦數譫語方見上

外臺黃芩湯治乾嘔下利

黃芩三兩　人參三兩　乾姜三兩

桂枝一兩　大棗十二枚　半夏半升

右六味以水七升煮取三升温分三服

瘡癰腸癰浸淫病脉證并治第十八

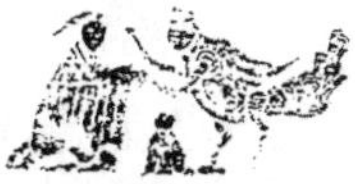

論一首　脉證三條　方五首

諸浮數脉。應❶當發熱。而反❷洒淅惡寒。若有痛處。當發其癰❸。◯師曰。諸癰腫。欲知有膿❹無膿。以手掩腫上。熱者為有膿。不熱者為無膿。

腸癰之為病。其身甲錯。腹皮急。按之濡❺如腫狀。腹無積聚。身無熱。脉數。此為腹❻內有癰膿。薏苡附子敗醬散主之。

薏苡附子敗醬散方

薏苡仁十分　附子二分　敗醬五分

右三味。杵為末。取方寸匕。以水二升。煎減半。頓

【校勘】

❶應：《千金要方》卷二十二第二無此字。

❷反：《注解傷寒論·辨脉法》無。

❸當發其癰：《千金要方》卷二十二第二「發其」作「結爲」。《注解傷寒論·辨脉法》作「蓄積有膿也」。

❹膿：《脉經》卷八第十六「膿」下有「與」字。

❺按之濡：《病源》卷三十三《腸癰候》無「按之濡」三字。

❻腹：醫統本作「腸」。

服。小便當下

腸癰者。少腹腫痞❶。按之即痛。如淋。小便自調❷。時時發熱。自汗出。復惡寒。其脉遲緊者。膿未成。可下之。當有血。脉洪數者。膿已成。不可下也。大黄牡丹湯主之。

大黄牡丹湯方

大黄四兩　牡丹一兩❸　桃仁五十枚

瓜子半升❹　芒消三合❺

右五味❻。以水六升。煑取一升。去滓。内芒消。再煎沸。頓服之。有膿當下。如無膿。當下血。

【校勘】

❶痞：《脉經》卷八第十六「腫」下無「痞」字。

❷如淋小便自調：《脉經》卷八第十六、《病源》卷三十三《腸癰候》并作「小便數如淋」。爲是。

❸一兩：《千金要方》卷二十三第二「一兩」作「三兩」。

❹半升：《千金要方》卷二十三第二作「一升」。

❺三合：《千金要方》卷二十三第二作「二兩」。

❻味：《千金要方》卷二十三第二「味」下有「㕮咀」二字。

問曰。寸口脉浮❶。微而澀。然當亡血。若汗出。設。不汗者云何。荅曰。若身有瘡。被刀斧所傷。亡血故也。

病金瘡。王不留行散主之。

王不留行十分八月八日採　蒴藋細葉十分七月七日採

桑東南根白皮十分三月三日採　甘草十八分

川椒三分除目及閉口者汗❷　黃芩二分

乾姜二分　芍藥　厚朴各二分

右九味。桑根皮以上三味燒灰存性。勿令灰過。各別杵。篩合治之。為散。服方寸匕。小瘡即粉之。大瘡但服之。產後亦可服。如風寒。桑東根勿取

【校勘】

❶浮：《脉經》卷八第十六無。

❷汗：醫統本「汗」上有「去」字。

之。前三物。皆陰乾百日。

排膿散方

枳實十六枚　芍藥六分　桔梗二分

右三味。杵為散。取雞子黄一枚。以藥散與雞黄相等。揉和。令相得。飲和服之。日一服。

排膿湯方

甘草二兩　桔梗三兩　生姜一兩

大棗十枚

右四味。以水三升。煑取一升。温服五合。日再服。

浸淫瘡。從口流向四肢者可治。從四肢流来入口

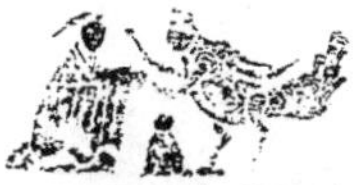

者不可治。

浸淫瘡。黃連粉主之。方未見❶

趺蹶手指臂腫轉筋陰狐疝蚘蟲病脉證治第十九

論一首　脉證一條　方四首

師曰。病趺蹶。其人但能前。不能却。刺腨入二寸。此太陽經傷也。

病人常以手指臂腫動。此人身體瞤瞤者。藜蘆甘草湯主之。

藜蘆甘草湯方　未見

轉筋之為病。其人臂脚直。脉上下行。微弦。轉筋入

【校勘】

❶方未見：《千金要方》卷二十三第二有「黃連胡粉散方」，録之於下，可供參考。「黃連二兩，胡粉十分，水銀一兩，上三味，黃連爲末，以二物相和，軟皮果熟搜之，自和合也，縱不得成一家，且得水銀細散入粉中也，以傅乳瘡、諸濕瘡、黃爛肥瘡等，若乾，著甲煎爲膏。」

腹者。雞屎白散主之。

雞屎白散方

雞屎白

右一味為散。取方寸匕。以水六合。和。温服。

陰狐疝氣者。偏有小大。時時上下。蜘蛛散主之。

蜘蛛散方

蜘蛛十四枚熬焦　桂枝半兩

右二味為散。取八分一匕。飲和服。日再服。蜜丸亦可。

問曰。病腹痛有蟲。其脉何以別之。○師曰。腹中痛。

其脉當沈若弦反洪大故有蚘蟲
蚘蟲之為病令人吐涎心痛發作有時毒藥不止
甘草粉蜜湯主之
甘草粉蜜湯方
甘草二兩　粉一兩　蜜四兩
右三味以水三升先煮甘草取二升去滓內粉蜜攪令和煎如薄粥温服一升差即止
蚘厥者當吐蚘令病者靜而復時煩此為藏寒蚘上入膈故煩須臾復止得食而嘔又煩者蚘聞食臭出其人常自吐蚘

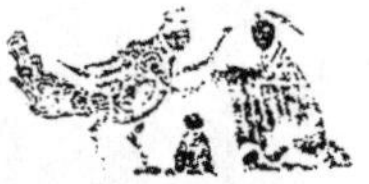

蚘厥者，烏梅丸主之。

烏梅丸方

烏梅三百枚　細辛六兩　乾姜十兩

黄連一斤　當歸四兩　附子六兩炮

川椒四兩去汗　桂枝六兩　人參六兩

黄蘗六兩

右十味。異擣篩。合治之。以苦酒漬烏梅一宿。去核。蒸之五升米下。飯熟擣成泥。和藥令相得。内臼中。與蜜杵二千下。丸如梧子大。先食飲服十丸。三服。稍加至二十丸。禁生冷滑臭等食。

音釋

鶩溏鶩音牧即後鴨溏也 髖枯官切髀也 眴胡絹切目搖也 漐音質汗出貌 腨音兗腓腸

金匱要畧方論卷下　仲景全書二十六

漢　長沙守　張　機仲景述

晉　太醫令　王叔和　集

宋　尚書司封郎中充秘閣校理臣林億詮次

明　虞山人　趙開美　校刻

婦人妊娠病脉證并治第二十

證三條　方八首

師曰。婦人得平脉。陰脉小弱。其人渴。不能食。無寒熱。名妊娠❶。桂枝湯主之。方見利中。於法❷六十日當有此證❸。設有醫治逆者。却一月。加吐下者。則絕之。

【校勘】

❶名妊娠：《脉經》卷九第二作「名爲軀」。《脉經》卷九第二：「三月爲居，經是定作軀也」「脉來近去遠，故曰反以爲有軀」。軀，身孕。《三國志》：「其母懷軀，陽氣內養。」

❷於法：《脉經》卷九第二無「於法」二字。

❸此證：《脉經》卷九第二作「娠」。

婦人宿有癥病，經斷未及三月，而得漏下不止，胎動在臍上者，為癥痼害。○妊娠六月動者，前三月經水利時，胎下血者，後斷三月不血也。所以血❶不止者，其癥不去故也。當下其癥，桂枝茯苓丸主之。

桂枝茯苓丸方

桂枝　茯苓　牡丹去心　桃仁去皮尖熬

芍藥各等分

右五味，末之，煉蜜和丸，如兎屎大，每日食前服一丸，不知，加至三丸。

婦人懷娠六七月，脉弦發熱，其胎愈脹❷，腹痛惡寒，

【校勘】

❶血：《脉經》卷九第二「血」上有「下」字。

❷愈脹：《脉經》卷九第二作「逾腹」。

者。少腹如扇❶。所以然者。子藏開故也。當以附子湯溫其藏。方未見

師曰。婦人有漏下者。有半產❷後。因續下血。都不絕者。有妊娠下血者。假令妊娠腹中痛。為胞阻❸。膠艾湯主之。

芎歸膠艾湯方 一方。加乾姜一兩。胡氏治婦人胞動。無乾姜。

芎藭二兩 阿膠二兩 甘草二兩

艾葉三兩 當歸三兩 芍藥四兩

乾地黃❹

右七味。以水五升。清酒三升。合煮取三升。去滓。

【校勘】

❶少腹如扇：《脈經》卷九第二作「小腹如扇之狀」。

❷半產：《脈經》卷九第二作「中生」。

❸阻：《脈經》卷九第二「阻」作「漏」。《病源》卷四十一《妊娠漏胞候》：「漏胞者，謂妊娠數月，而經水時下，此由衝任氣虛，則胞內之泄漏，不能制其經血，故月水時下，亦名胞阻。」

❹乾地黃：無分量。《千金要方》卷二第四作「四兩」。

內膠❶令消盡。溫服一升。日三服。不差更作。

婦人懷妊。腹中㽲痛。當歸芍藥散主之。

當歸芍藥散方

當歸三兩　芍藥一斤　茯苓四兩

白朮四兩　澤瀉半斤　芎藭半斤一作三兩

右六味。杵為散。取方寸匕。酒和。日三服。

妊娠嘔吐不止。乾姜人參半夏丸主之。

乾姜人參半夏丸方

乾姜一兩　人參一兩　半夏二兩

右三味。末之。以生姜汁糊為丸。如梧子大。飲服

【校勘】

❶內膠：《千金要方》卷二第四此下有「更上火」三字。似是。

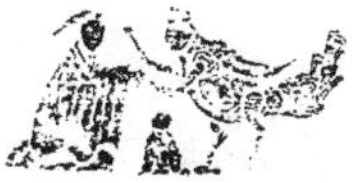

十九日三服。

妊娠小便難飲食❶如故歸母苦參丸主之。

當歸貝母苦參丸方 男子加滑石半兩

當歸 貝母 苦參各四兩

右三味末之煉蜜丸如小豆大飲服三丸加至十丸。

妊娠有水氣身重小便不利洒淅❷惡寒起即頭眩。葵子茯苓散主之。

葵子茯苓散方

葵子一斤❸ 茯苓三兩

【校勘】

❶食：《脉經》卷九第二「飲」下無「食」字。

❷洒淅：《脉經》卷九第二作「洒洒」。

❸一斤：《外臺》卷三十三《妊娠小便不通利方》作「一兩」。

右二味。杵為散。飲服方寸匕。日三服。小便利則愈。❶

婦人妊娠。宜常❷服當歸散主之。❸

當歸散方

當歸　黄芩　芍藥　芎藭各一斤

白术半斤

右五味。杵為散。酒飲服方寸匕。日再服。妊娠常服。即易產。胎無苦疾。產後百病悉主之。

妊娠養胎。白术散主之。

白术散方見外臺

【校勘】

❶愈：《外臺》卷三十三《妊娠小便不通利方》作「止」。

❷常：《脉經》卷九第二無。

❸主之：《脉經》無「主之」二字。

白术❶　芎藭❶　蜀椒三分汗❷　牡蠣❸

右四味，杵為散，酒服一錢匕，日三服，夜一服。但苦痛，加芍藥；心下毒痛，倍加芎藭；心煩吐痛❹，不能食飲，加細辛一兩、半夏大者二十枚，服之後更以醋漿水服之；若嘔❺，以醋漿水服之；復不解者，小麥汁服之；已後渴者❻，大麥粥服❼之；病雖愈，服之勿置。

婦人傷胎❽，懷身腹滿，不得小便，從腰以下重，如有水氣狀，懷身七月，太陰當養不養，此心氣實，當刺瀉勞宮及關元，小便微❾利則愈。見玉函。

【校勘】

❶白术芎藭：缺劑量，《外臺》卷三十三《頓仆胎動方》各作「四分」。

❷汗：醫統本「汗」上有「去」字。

❸牡蠣：缺分量，《外臺》卷三十三《頓仆胎動方》作「二分」。

❹心煩吐痛：《外臺》卷三十三《頓仆胎動方》作「吐唾」。

❺以：《外臺》卷三十三《頓仆胎動方》此上有「亦」字。

❻渴者：《外臺》卷三十三《頓仆胎動方》作「其人若渴」。

❼服：《外臺》卷三十三《頓仆胎動方》「服」上有「盡」字。

❽胎：《玉函》作「寒」。

❾微：《脉經》卷七第十三、《玉函》無。

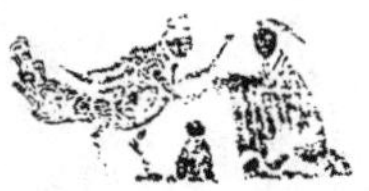

婦人產後病脉證治第二十一

論一首　證六條　方七首

問曰。新產婦人有三病。一者病痓❶。二者病鬱冒。三者大便難。何謂也。○師曰。新產血虛❷。多汗出。喜中風。故令病痓。亡血復汗。寒多。故令鬱冒。亡津液。胃燥。故大便難。產婦鬱冒。其脉微弱。不能食。大便反堅。但頭汗出。所以然者。血虛而厥。厥而必冒。冒家欲解。必大汗出。以血虛下厥。孤陽上出。故頭汗出。所以產婦喜汗出者。亡陰血虛。陽氣獨盛。故當汗出。陰陽乃復。大便堅❸。嘔不能食。小柴胡湯主之。方見

【校勘】

❶痓：《脉經》卷九第三校注：「亦作痙。」陸淵雷曰：「痓當作痙。」《說文・疒部》：「痙，彊急也。」本書《痓濕暍病脉證治》：「痓爲病，胸滿口噤，脚攣急。」

❷血：《脉經》卷九第三「血」上有「亡」字。

❸大便堅：《脉經》卷九第三作「所以大便堅者」，與文例合。

嘔吐中

病解能食。七八日❶更發熱者。此為胃實❷。大❸承氣湯主之。方見痓中

産後腹中疠痛。當歸生姜羊肉湯主之❹。并治腹中寒疝虛勞不足。

當歸生姜羊肉湯方。見寒疝中

産後❺腹痛。煩滿不得臥。枳實芍藥散主之。

枳實芍藥散方

枳實燒令黑勿太過　芍藥等分

右二味。杵為散。服方寸匕。日三服。并主癰膿。以

【校勘】

❶日：《脉經》卷九第三「日」下有「而」字。

❷胃實：《脉經》卷九第三作「胃熱氣實」四字。

❸大：《脉經》卷九第三無「大」字。

❹主之：《脉經》卷九第三無「主之」以下十二字。

❺後：《脉經》卷九第三作「婦」。

麥粥下之。

師曰。產婦腹痛。法當以枳實芍藥散❶。假令不愈者。此為腹中有乾血着臍下。宜下瘀血湯主之。亦主經水不利。

下瘀血湯方

大黃二兩❷　桃仁二十枚　䗪蟲二十枚熬去足

右三味。末之。煉蜜和為四丸。以酒一升。煎一丸取八合。頓服之。新血下如豚肝。

產後七八日。無太陽證。少腹堅痛。此惡露不盡。不大便❸。煩躁❹。發熱。切脉❺。微實。再倍發熱。日晡時煩躁

【校勘】

❶師曰……枳實芍藥散：《脉經》卷九第三無此十四字。

❷二兩：醫統本作「三兩」。

❸便：《脉經》卷九第三「便」下有「四五日」三字。

❹煩躁：《脉經》卷九第三無「煩躁」二字。

❺切脉：《脉經》卷九第三「切脉」作「趺陽脉。」

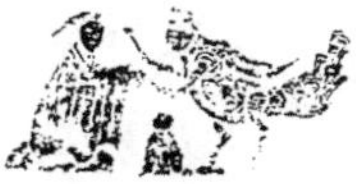

者。不❶食。食則❷讝語。至夜❸即愈。宜大承氣湯主之。熱在裏。結在膀胱也。方見痙病中

產後風❹續之數十日不解。頭微痛。惡寒。時時有熱。心下悶❺。乾嘔。汗出。雖久。陽旦證續在耳❻。可與陽旦湯。即桂枝湯方。見下利中。

產後中風。發熱。面正赤。喘而❼頭痛。竹葉湯主之。

竹葉湯方

竹葉一把　葛根三兩　防風

桔梗　桂枝❽　人參

甘草各一兩　附子一枚炮　大棗十五枚

【校勘】

❶不：《脉經》卷九第三「不」下有「能」字。

❷食則：《脉經》卷九第三無此二字。

❸至夜：《脉經》卷九第三作「利之」。

❹產後風：《脉經》卷九第三作「婦人產得風」五字。

❺悶：《脉經》卷九第三作「堅」。

❻耳：《脉經》卷九第三無。

❼而：《千金要方》卷三第三作「氣」。

❽桂枝：《千金要方》卷三第三作「桂心」。

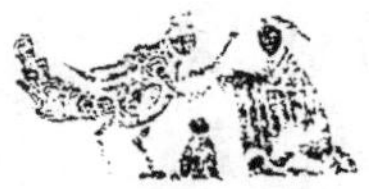

生姜五兩

右十味❶以水一斗煮取二升半分溫三服❷溫覆使汗出◯頸項强用大附子一枚破之如豆大煎藥揚去沫❸嘔者加半夏半升洗

婦人乳❹中虛煩亂嘔逆安中益氣竹皮大丸主之

竹皮大丸方

生竹茹二分　石膏二分　桂枝一分

甘草七分　白薇一分

右五味末之棗肉和丸彈子大以飲服一丸日三夜二服有熱者倍白薇煩喘者加柏實一分

【校勘】

❶右十味：《千金要方》卷三第三「味」下有「㕮咀」二字。

❷分溫三服：《千金要方》卷三第三作「分三服，日三」。

❸破之如豆大，煎藥揚去沫：《千金要方》卷三第三無此十字。

❹乳：《脉經》卷九第三作「産」。《説文·乙部》：「乳，人生子曰乳。」《廣雅·釋詁》：「乳，生也」。

產後下利虛❶極，白頭翁加甘草阿膠湯主之。

白頭翁加甘草阿膠湯方

白頭翁　甘草　阿膠各二兩

秦皮　黃連　蘗皮各三兩

右六味，以水七升，煮取二升半❷，內膠，令消盡❸，分温三服❹。

附方

千金三物黃芩湯：治婦人在草蓐❺自發露得風❻，四肢❼苦煩熱❽，頭痛者，與小柴胡湯；頭不痛，但煩者，此湯主之。

【校勘】

❶下利虛：下利，《脉經》卷九第三作「熱利重下」三字。利下有「新產」二字。

❷煮取二升半：《千金要方》卷三第六「半升」下有「去滓」二字，爲是。

❸消盡：《千金要方》卷三第六作「烊」。

❹分温三服：《千金要方》卷三第六作「分三服，日三」。

❺草蓐：草，《千金要方》卷三第六無。蓐，通「褥」，褥子，墊子。《説文·艸部》：「蓐，陳艸復生也。」段注：「引伸爲薦席之蓐。」又，《千金要方》卷三第三「蓐」下有「蓋四肢苦煩熱皆」七字。

❻得風：《千金要方》卷三第三作「所爲」。

❼四肢：《千金要方》卷三第三無此二字。

❽煩熱：《千金要方》卷三第三無此二字。

黄芩一❶兩　苦參二兩　乾地黄四兩

右三味。以水八升。煮取二升。温服一升❷。多吐下蟲。

千金內補當歸建中湯。治婦人產後虛羸不足。腹中刺痛不止。吸吸少氣。或苦少腹中急。摩痛引腰背。不能食飲。產後一月日得服四五劑爲善。令人强壯宜。

當歸四兩　桂枝三兩　芍藥六兩

生姜三兩　甘草二兩　大棗十二枚

右六味。以水一斗。煮取三升。分温三服。一日令

【校勘】

❶一：《千金要方》卷三第三作「二」。

❷温服一升：《千金要方》卷三第三作「去滓適寒温服一升日二服」。

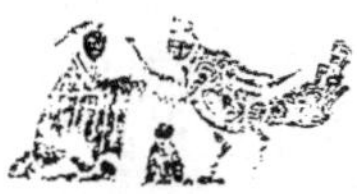

盡若大虛加飴糖六兩湯成內之於火上煖令飴消若去血過多崩傷內衄不止加地黃六兩阿膠二兩合八味湯成內阿膠若無當歸以芎藭代之若無生姜以乾姜代之

婦人雜病脉證并治第二十二

論一首　脉證合十四條　方十六首

婦人中風七八日續來寒熱發作有時經水適斷此為熱入血室其血必結故使如瘧狀發作有時小柴胡湯主之方見嘔吐中

婦人傷寒發熱經水適來晝日明了❶暮則讝語如

【校勘】

❶明了：《脉經》卷九第六作「了了」。

見鬼狀者，此為熱入血室，治之無犯胃氣及上二焦，必自愈。

婦人中風，發熱惡寒，經水適來，得❶七八日，熱除，脉遲，身涼和❷，胸脇滿如結胸狀，讝語者，此為熱入血室也，當刺期門，隨其實❸而取之。

陽明病，下血讝❹語者，此為熱入血室，但頭汗出，當刺期門，隨其實而寫之，濈然汗出者❺愈。

婦人咽中如有炙臠❻，半夏厚朴湯主之。

半夏厚朴湯方 千金作胷滿，心下堅，咽中怗怗如有炙肉，吐之不出，吞之不下。

半夏一升　厚朴三兩　茯苓四兩

【校勘】

❶得：《傷寒論·辨太陽病脉證并治》《脉經》卷九第六「得」下并有「之」字，當據補。

❷和：《傷寒論·辨太陽病脉證并治》《脉經》卷九第六并無。

❸實：《脉經》卷九第六作「虛實」。

❹讝：《脉經》卷九第六作「譫」。

❺者：《脉經》卷九第六「者」下有「則」字。

❻炙臠：《脉經》卷九第六「臠」作「腐狀」。

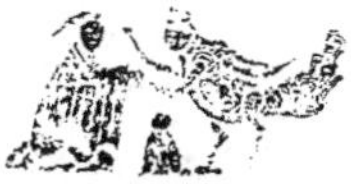

生姜五兩　乾蘇葉二兩

右五味，以水七升，煮取四升，分溫❶四服，日三夜一服。

婦人藏躁❷，喜悲傷欲哭，象如神靈所作，數欠伸，甘麥大棗湯主之。

甘草小麥大棗湯方

甘草三兩　小麥一升　大棗十枚

右三味，以水六升，煮取三升，溫分三服，亦補脾氣。

婦人❸吐涎沫，醫反下之，心下即痞，當先治其吐涎

【校勘】

❶溫：《千金要方》卷三第八無。

❷躁：《脉經》卷九第六作「燥」。燥，通「躁」。

❸婦人：《千金要方》卷三「婦人」下有「霍亂嘔逆」四字。

沫。小青龍湯主之。涎沫止。乃治痞。❶瀉心湯主之。❷

小青龍湯方見肺癰中

瀉心湯方見驚悸中

婦人之病。因虛積冷結氣。為諸經水斷絶。至有歷年血寒積結胞門。寒傷經絡。凝堅在上。嘔吐涎唾。久成肺癰。形體損分。在中盤結。繞臍寒疝❸或兩脇疼痛。與藏相連。或結熱中。痛在關元。脉數無瘡。肌若魚鱗。時着男子。非止女身。在下未多。經候不勻。冷❹陰掣痛。少腹惡寒。或引腰脊下。根氣街氣衝急痛。膝脛疼煩。奄忽眩冒。狀如厥癲。或有憂慘。悲傷

【校勘】

❶乃治痞：《千金要方》卷三作「次治其痞」。

❷瀉心湯主之：《千金要方》卷三作「可服甘草瀉心湯方」。

❸繞臍寒疝：本書《腹滿寒疝宿食病脉證》所云「寒疝繞臍痛」。

❹冷：醫統本作「令」。

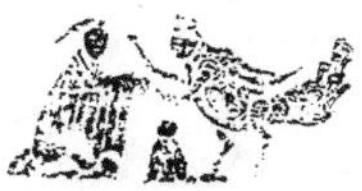

多嗔，此皆帶下，非有鬼神，久則羸瘦，脉虛多寒。三十六病，千變萬端，審脉陰陽，虛實緊弦，行其針藥，治危得安，其雖同病，脉各異源，子當辯記，勿謂不然。

問曰：婦人年五十所，病下利數十日不止，暮即發熱，少腹裏急❶，腹滿，手掌煩❷熱，唇口乾燥，何也？師曰：此病屬帶下。何以故？曾經半產，瘀血在少腹❸不去。何以知之？其證唇口乾燥，故知之。當以溫經湯主之❹。

溫經湯方

【校勘】

❶急：《脉經》卷九第四「急」下有「痛」字。

❷煩：《脉經》卷九第四無。

❸腹：《脉經》卷九第四「腹」下有「中」字。

❹以溫經湯主之：《脉經》卷九第四「以」作「與」字，無「主之」二字。

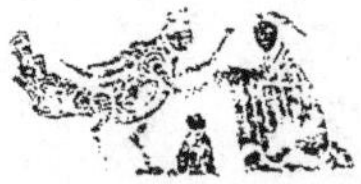

吴茱萸三兩　當歸二兩　芎藭二兩

芍藥二兩　人參二兩　桂枝二兩

阿膠二兩　生姜二兩　牡丹皮二兩去心

甘草二兩　半夏半升　麥門冬一升去心

右十二味。以水一斗。煮取三升。分温三服。◯亦主婦人少腹寒。久不受胎。兼取崩中去血。或月水來過多。及至期不來。

帶下。經水不利。少腹滿痛。經一月再見者。土瓜根散主之。

土瓜根散方陰癩腫。亦主之。

土瓜根　芍藥　桂枝　䗪蟲各三兩

右四味。杵為散。酒服方寸匕。日三服。

寸口脉弦而大。弦則為減。大則為芤。減則為寒。芤則為虚。寒虚相搏。此名曰革。婦人則半産漏下。旋覆花湯主之。

旋覆花湯方

旋覆花三兩　葱十四莖　新絳少許

右三味。以水三升。煑取一升。頓服之。

婦人陷經。漏下。黑不鮮。膠姜湯主之。臣億等校諸本無膠姜湯方。想是前妊娠中膠艾湯。

婦人少腹滿。如敦狀❶。小便微難而不渴。生後者。此為水與血俱結在血室也。大黄甘遂湯主之。

大黄甘遂湯方

大黄四兩　甘遂二兩　阿膠二兩

右三味。以水三升。煑取一升。頓服之。其血當下。

婦人經水不利下❷。抵當湯主之。亦治男子膀胱滿急。有瘀血者。

抵當湯方

水蛭三十箇熬　蝱蟲三十枚熬去翅足　桃仁二十箇去皮尖

大黄三兩酒浸

右四味。為末。以水五升。煑取三升。去滓。温服一

【校勘】

❶如敦狀：《脉經》卷九第六作「敦敦狀」。敦，古代盛黍稷的器具。如敦狀，即謂脹滿像今之碗狀。

❷下：《脉經》卷九第五無。

升。

婦人經水閉，不利，藏堅癖不止，中有乾血，下白物，礬石丸主之。

礬石丸方

礬石三分燒　杏仁一分

右二味，末之，煉蜜和丸棗核大，內藏中，劇者再內之。

婦人六十二種風，及腹中血氣刺痛，紅藍花酒主之。

紅藍花酒方疑非仲景方

紅藍花一兩

右一味。以酒一大升。煎減半。頓服一半。未止。再服。

婦人腹中諸疾痛。當歸芍藥散主之。

當歸芍藥散方見前妊娠中

婦人腹中痛。小建中湯主之。

小建中湯方見前虛勞中

問曰。婦人病。飲食如故。煩熱不得臥。而反倚息者。何也。○師曰。此名轉胞❶。不得溺也❷。以胞系了戾。故致此病。但利小便則愈。宜腎氣丸主之。

【校勘】

❶此名轉胞：《脉經》卷九第八「此名」作「得病」。《病源》卷十四《胞轉候》「轉胞」作「胞轉」。

❷溺也：《脉經》卷九第八「溺也」下有「何以故？師曰：此人故肌盛，頭舉身滿，今反羸瘦，頭舉中空感」二十三字。

腎氣丸方

乾地黄八兩　薯蕷四兩　山茱萸四兩

澤瀉三兩　茯苓三兩　牡丹皮三兩

桂枝一兩　附子一兩炮

右八味。末之。煉蜜和丸梧子大。酒下十五丸。加至二十五丸。日再服。

蛇床子散方。温❶陰中坐藥❷。

蛇床子仁

右一味。末之。以白粉少許。和令相得。如棗大。綿裹内之。自然温。

【校勘】

❶温：《脉經》卷九第七「温」上有「婦人陰寒」四字，當據補。

❷蛇床子散方温陰中坐藥：《脉經》卷九第七作「婦人陰寒温中坐藥，蛇床子散主之。」

少陰脉滑而數者，陰❶中即生瘡，陰中蝕瘡爛者，狼牙湯洗之。

狼牙湯方

狼牙三兩

右一味，以水四升，煮取半升，以綿纏筯如繭，浸湯瀝陰中，日四遍。

胃氣下泄，陰吹而正喧，此穀氣之實也，膏髮煎導之。

膏髮煎方 見黄疸中

小兒疳蟲蝕齒方 疑非仲景方

【校勘】

❶陰：《脉經》卷九第七「陰」上有「婦人」二字。

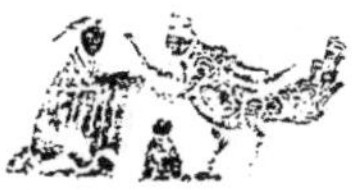

雄黃　葶藶

右二味。末之。取臘日猪脂鎔。以槐枝綿裹頭四五枚。點藥烙之。

雜療方第二十三

論一首　證一條　方二十三首

退五藏虚熱。四時加減柴胡飲子方。

冬三月加　柴胡八分　白术八分　陳皮五分　大腹檳郎四枚并皮子用　生姜五分　桔梗七分

春三月加　枳實　減白术　共六味

夏三月加　生姜三分　枳實五分　甘草三分　共八味

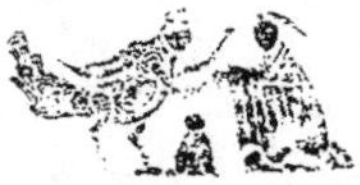

秋三月加陳皮三分共六味

右各㕮咀。分為三貼。一貼以水三升。煮取二升。分溫三服。如人行四五里。進一服。如四體壅。添甘草少許。每貼分作三小貼。每小貼以水一升。煮取七合。溫服。再合滓為一服。重煮。都成四服。

疑非仲景方

長服訶梨勒丸方 疑非仲景方

訶梨勒煨 陳皮 厚朴各三兩

右三味。末之。煉蜜丸。如梧子大。酒飲服二十丸。加至三十丸。

三物備急丸方見千金司空裴秀爲散用亦可先和成汁乃傾口中令從齒間得入至良驗

大黄一兩　乾姜一兩　巴豆一兩去皮心熬外研如脂

右藥各須精新先擣大黄乾姜爲末研巴豆❶內中合治❷一千杵用爲散蜜和丸亦佳密器中貯之莫令歇❸主心腹諸卒暴百病若中惡客忤心腹脹滿卒痛如錐刺氣急口禁停尸卒死者以緩❹水若酒服大豆許三四丸或不下捧頭起灌令下咽須臾當差如未差更與三丸當腹中鳴即吐下便差若口噤亦須折齒灌之

【校勘】

❶巴豆：《千金要方》卷十二第七「巴豆」下有「如脂」二字。

❷合治：《千金要方》卷十二第七作「合搗」。

❸歇：《千金要方》卷十二第七「歇」下有「氣」字，當據補。

❹緩：《千金要方》卷十二第七作「煖」。《外臺》卷三十一同。作「煖」是。《説文·火部》：「煖，温也。」

治傷寒令愈❶不復紫石寒食散方。見千金翼

紫石英　白石英　赤石脂

鍾乳碓鍊　括蔞根　防風

桔梗　文蛤　鬼臼各十分

太一餘粮十分燒　乾姜

附子炮去皮　桂枝❷去皮各四分

右十三❸味。杵為散。酒服方寸匕。

救卒死方

薤搗汁。灌鼻中。

又方

【校勘】

❶令愈：《千金翼方》卷十五第二作「已愈」。

❷桂枝：《千金翼方》卷十五第二作「桂心」。

❸十三：《千金翼方》卷十五第二作「十四」，增人參一味。

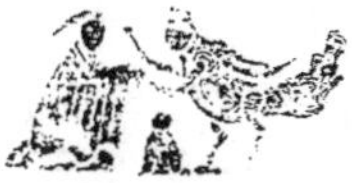

雄雞冠割取血管吹內鼻中。

猪脂如雞子大苦酒一升煮沸灌喉中。

雞肝及血塗面上以灰圍四旁立起。

大豆二七粒以雞子白并酒和盡以吞之。

救卒死而壯熱者方

礬石半斤以水一斗半煮消以漬脚令沒踝。

救卒死而目閉者方

騎牛臨面擣薤汁灌耳中吹皂莢末鼻中立效。

救卒死而張口❶反折者方

【校勘】

❶口：《外臺》卷二十八作「目」。

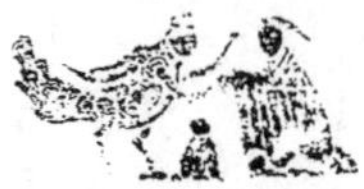

灸手足兩爪後十四壯了。飲以五毒諸膏散。有巴豆者

救卒死而四肢不收。失便者方

馬屎一升。水三斗。煑取二斗。以洗之❶。又取牛洞❷稀糞也。一升。温酒❸灌口中。灸心下一寸。臍上三寸。臍下四寸。各一百壯。差❹。

救小兒卒死而吐利。不知是何病方。

狗屎一丸。絞取汁。以灌之。無濕者。水煑乾者。取汁。

尸蹷❺脉動而無氣。氣閉不通。故靜而死也。治方。脉證

【校勘】

❶之：《外臺》卷二十八「之」作「足」，爲是。

❷牛洞：《外臺》卷二十八「洞」作「糞」。

❸酒：《外臺》卷二十八「酒」下有「和」字，當據補。

❹灸心下一寸……差：《外臺》卷二十八另作又方一條，與上不連。「差」作「良」。

❺尸蹷：此前據目録當補「治尸蹷方」四字。

見上卷。

菖蒲屑。內鼻兩孔中。吹之。今❶人以桂屑着舌下。

又方

剔取左角髮方寸。燒末。酒和。灌令入喉。立起。

救卒死客忤死還魂湯主之方。千金方云。主卒忤鬼擊。飛尸。諸奄忽氣絕。無復覺。或已無脉。口噤。拗不開。去齒下湯。湯下口。不下者。分病人髮左右。捉搶肩引之。藥下。復增取一升。須臾立甦。

麻黃三兩去節一方四兩　杏仁七十箇去皮尖　甘草一兩炙

千金用桂心二兩

【校勘】

❶今：醫統本作「令」。爲是。

右三味。以水八升。煮取三升。去滓。分令咽之。通治諸感忤。

又方

韮根一把　烏梅二十枚　吴茱萸半升炒

右三味。以水一斗。煮之。以病人櫛内中三沸。櫛浮者生。沈者死。煮取三升。去滓。分飲之。

救自縊死。旦至暮。雖已冷。必可治。暮至旦。小難也。恐此當言陰氣❶盛故也。然夏時夜短於晝。又熱。猶應可治。又云。心下若微温者。一日以上。猶可治之。方。

【校勘】

❶陰氣：醫統本作「忿氣」。

徐徐抱解。不得截繩。上下安被臥之。一人以脚踏其兩肩。手少挽其髮。常弦弦勿縱之。一人以手按據胸上。數動之。一人摩捋臂脛屈伸之。若已殭。但漸漸强屈之。并按其腹。如此一炊頃。氣從口出。呼吸眼開。而猶引按莫置。亦勿苦❶勞之。須臾。可少桂湯及粥清含與之。令濡喉。漸漸能嚥。❷及稍止。若向令❸兩人以❹管吹其兩耳。罙❺好。此法最善。無不活也❻。

凡中暍死。不可使得冷。得冷便死。療之方。

屈草❼帶。繞暍人臍。使三兩❽人溺其中。令溫。亦

【校勘】

❶若：《外臺》卷二十八作「苦」，當據改。

❷及：《外臺》卷二十八作「乃」。

❸若向令：《外臺》卷二十八作「兼令」。

❹以：《外臺》卷二十八「以」上有「各」字。

❺罙：罙（shēn深）：同罙（mí迷），表示程度，相當于「彌」，更加的意思。

❻也：《外臺》卷二十八作「者」。

❼草：《外臺》卷二十八作「革」。

❽兩：《外臺》卷二十八「兩」作「四」。

可用熱泥❶和屈草❷亦可扣瓦椀底按。及車缸❸以着暍人❹。取令溺。須得❺流去。此謂道路窮。卒❻無湯。當令溺其中。欲❼使多人溺。取令温。若湯❽便可與之。不可❾泥及車缸。恐此物冷。暍既在夏月。得熱泥土。煖車缸。亦可用也。

救溺死方

取竈中灰兩石餘。以埋人。從頭至足。水出七孔。即活。

右療自縊溺暍之法。並出自張仲景為之。其意❿殊絕。殆非常情所及。本草所能關。實救人之大

【校勘】

❶熱泥：《外臺》卷二十八作「泥土」。

❷草：《外臺》卷二十八《熱暍》作「革」。

❸按及車缸：《外臺》卷二十八「按及」作「若脱」，「缸」作「釭」，爲是。《説文·金部》：「釭，車轂中鐵也。」

❹暍人：《外臺》卷二十八「暍人」下有「臍上」二字，當據補。

❺須得：《外臺》卷二十八「須得」作「不得」。

❻卒：《外臺》卷二十八作「急」，連上「窮」字爲句。

❼欲：《外臺》卷二十八「欲」上有「仲景云」三字。

❽若：《外臺》「若」下有「有」字。

❾可：《外臺》卷二十八作「用」，當據改。

❿意：《外臺》卷二十八「意」下有「理」字。

術矣。傷寒家數❶有暍病。非此遇熱之暍。見外臺肘後目。

治馬墜及一切筋骨損方。見肘後方

大黃一兩切浸湯成下　緋帛如手大燒灰

亂髮如雞子大燒灰用　久用炊單布一尺燒灰

敗蒲一握三寸　桃仁四十九枚去皮尖熬

甘草如中指節炙剉

右七味。以童子小便量多少。煎湯成。內酒一大盞。次下大黃。去滓❷。分溫三服。先❸剉敗蒲席半領。煎湯浴。衣被蓋復。斯須❹。通利數行。痛楚立差。利及浴水赤。勿怪。即瘀血也。

【校勘】

❶ 數：《外臺》卷二十八作「別復」。

❷ 去滓：《千金》卷二十五第三《治腕折瘀血方》注引《肘後》無「去滓」二字。

❸ 先：《千金》卷二十五第三注引《肘後》「先」作「別」。

❹ 蓋復斯須：蓋，《千金》卷二十五第三注引《肘後》作「密」。復，當作「覆」。斯，《千金》注引《肘後》作「服藥」。

禽獸魚蟲禁忌并治第二十四

論辯二首　合九十法　方二十二首

凡飲食滋味，以養於生，食之有妨，反能為害。自非服藥煉液，焉能不飲食乎？切見時人，不閑調攝，疾疢競起，若不因食而生。苟全其生，須知切忌者矣。所食之味，有與病相宜，有與身為害，若得宜則益體，害則成疾，以此致危，例皆難療。凡煮藥飲汁以解毒者，雖云救急，不可熱飲，諸毒病得熱更甚，宜冷飲之。

○肝病禁辛，心病禁鹹，脾病禁酸，肺病禁苦，腎病禁甘。春不食肝，夏不食心，秋不食肺，冬不食腎。四季不食脾。辯曰。春不食肝者。爲肝氣王。脾氣敗。若食肝。則又補肝。脾氣敗尤甚。不可救。又肝王之時。不可以死氣入肝。恐傷魂也。若非王時。即虚。以肝補之佳。余藏準此。

凡肝臟。自不可輕啖。自死者。彌甚❶。○凡心皆爲神識所舍。勿食之❷。使人來生復其❸報對矣。○凡肉及肝。落地不着塵土者。不可食之。○猪肉落水浮者。不可食。○諸肉及魚。若狗不食。鳥不啄者。不可食。○諸肉不乾。火炙不動。見水自動者。不可食之。○肉中有如朱點者。不可食之。○六畜肉。熱血不斷

【校勘】

❶彌甚：《外臺》卷三十一作「彌勿食之」。彌，《廣韻》：「彌，益也。」

❷爲神識所舍，勿食之：《外臺》卷三十一作「勿食之，爲神識所舍」。

❸復其：《外臺》卷三十一作「獲」。

者不可食之。○父母及身本命肉。食之。令人神魂不安。○食肥肉及熱羹。不得飲冷水。○諸五臟及魚，投地塵土不汚者。不可食之。○穢飯餒肉臭魚。食之皆傷人。○自死肉。口閉者。不可食之。○六畜自死，皆疫死，則有毒。不可食之。○獸自死北首及伏地者。食之殺人。❶○食生肉。飽飲乳。變成白蟲。一作血蠱○疫死牛肉。食之令病洞下。亦致堅積。宜利藥下之。○脯藏米甕中有毒。及經夏食之。發腎病。

治❷自死六畜肉中毒方。

黃蘗屑。擣服方寸匕。❸

【校勘】

❶ 食之殺人：《千金》卷二十六作「不可食」。

❷ 治：《千金》卷二十四「治」下有「食」字，當據補。

❸ 擣服方寸匕：擣服，《外臺》卷三十一作「水和」；「方寸匕」下有「服，未覺再服差」六字。

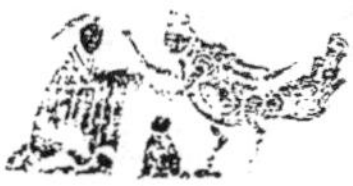

治食鬱肉漏脯中毒方。鬱肉。密器盖之。隔宿者是也。漏脯。茅屋漏下。沾着者是也。

燒犬屎酒服方寸匕。每服人乳汁亦良。○飲生韭汁三升。亦得。

治黍米中藏乾脯食之中毒方

大豆濃煮汁。飲數升。即解。亦治狸❶肉漏脯等毒。

治食生肉。中毒方。

掘地深三尺。取其下土三升。以水五升。煮數沸。澄清汁。飲一升。即愈。

【校勘】
❶狸：《外臺》卷三十一作「諸」。

治六畜鳥獸肝中毒方。

水浸豆豉，絞取汁，服數升愈。

馬脚無夜眼者，不可食之。食酸❶馬肉，不飲酒，則殺人❷。馬肉不可熱食，傷人心。馬鞍下肉❸食之殺人❹。白馬黑頭者，不可食之。白馬青蹄者，不可食之。馬肉豘肉共食，飽醉臥，大忌。驢馬肉合猪肉食之，成霍亂。馬肝及毛不可妄食，中毒害人。

治❺馬肝毒中人未死❻方。

雄❼鼠屎二七粒，末之，水和服❽，日再服。屎尖者是。

【校勘】

❶酸：《外臺》卷三十一作「駿」。

❷則殺人：《外臺》卷三十一作「殺人也」。

❸肉：《千金要方》卷二十六第五「肉」作「烏色散肉裹者」。

❹殺人：《千金要方》卷二十六第五作「傷人五臟」。

❺治：《外臺》卷三十一作「食」，《千金要方》卷二十四「治」下有「生食」二字。

❻毒中人未死：《千金要方》卷二十四第一作「毒殺人」，《外臺》卷三十一作「中毒」。

❼雄：《千金要方》卷二十四第一作「牡」。

❽末之水和服：《千金要方》卷二十四第一作「以水研飲之」，《外臺》卷三十一作「水和研飲之」。

又方

人❶垢取方寸匕服之佳❷。

治❸食馬肉中毒❹欲死方。

香豉二兩　杏仁三兩

右二味蒸一食頃熟杵之服日再服。

又方

煑蘆根汁飲之良。

疫死牛或目赤或黄食之大忌。牛肉共猪肉食之必作寸白蟲。青牛腸不可合犬肉食之。牛肺從三月至五月其中有蟲如馬尾割去勿食食

【校勘】

❶人：《千金要方》卷二十四第一、《外臺》卷三十一并作「頭」。《千金要方》卷二十四第二「人」上有「取」字，《外臺》卷三十一「人」上有「服」字。

❷服之佳：《千金要方》卷二十四第一作「吞之起死人」，《外臺》卷三十一作「立差」。

❸治：《外臺》卷三十一無。

❹中毒：《千金要方》卷二十四第一、《外臺》卷三十一并作「洞下」。

則損人。牛羊猪肉，皆不得以楮木、桑木蒸炙，食之，令人腹内生蟲。噉蛇牛肉殺人，何以知之？噉蛇者，毛髮向後順者是也。

治噉蛇牛肉，食之欲死方。

飲人乳汁一升，立愈。

又方

以泔洗頭，飲一升，愈。

牛肚細切，以水一斗，煮取一升，煖飲之，大汗出者愈。

治食牛肉中毒方。

甘草煮汁飲之即解。

羊肉其有宿熱者不可食之。○羊肉不可共生魚酪食之害人。○羊蹄甲中有珠子白者名羊懸筋食之令人癲。○白羊黑頭食其腦作腸癰。○羊肝共生椒食之破人五藏❶。○猪肉共羊肝和食之令人心悶。○猪肉以生胡荽同食爛人臍。○猪脂不可合梅子食之。○猪肉和葵食之少氣。○鹿人❷不可和蒲白作羮食之❸發惡瘡。○麋脂及梅李子若妊婦食之令子青盲男子傷精。○麞❹肉不可合蝦及生菜梅李果食之皆病人❺。○痼疾人不可食熊

【校勘】

❶ 五藏「臟」：《千金要方》卷二十六第五「五藏『臟』」後有「傷心」二字。

❷ 鹿人：《千金要方》卷二十六第五作「白鹿肉」。

❸ 食之：《千金要方》「食」字屬上讀。無「之」字。

❹ 獐「麞」：《醫心方》卷二十九第十一作「麋」。

❺ 皆病人：《醫心方》卷二十九第十一「皆」下有「痼」字。「病人」作「人病」。

肉令終身不愈。○白犬自死不出舌者，食之害人。○食狗鼠餘，令人發瘻瘡。

治食犬肉不消，心下❶堅或腹脹，口乾大渴，心急發熱，妄語如狂❷，或洞下方。

杏仁（一升，合皮，熟研用❸）

右一味，以沸湯三升和❹，取汁分三服，利下肉片，大驗。

婦人妊娠，不可食兎肉、山羊肉及鱉、雞、鴨，令子無聲音。○兎肉不可合白雞肉食之，令人面發黃❺。○兎肉着乾姜食之，成霍亂。○凡鳥自死，口不閉，翅

【校勘】

❶下：《千金要方》卷二十四第一作「中」。

❷妄語如狂：《千金要方》卷二十四第一作「狂言妄語」。

❸熟研用：《千金要方》卷二十四第一無「熟」「用」二字。

❹和：《千金要方》卷二十四第一「和」字屬上「三升」讀，「和」下有「絞」字。

❺面發黃：《千金要方》卷二十六引作「血氣不行」。

不合者。不可食之。○諸禽肉肝青者。食之殺人。○雞有六翮四距者。不可食之。○烏雞白首者。不可食之。○雞不可共葫蒜食之滯氣。一云雞子○山雞不可合鳥獸肉食之。○雉肉久食之。令人瘦。○鴨卵❶不可合鱉肉食之。❷○婦人妊娠食雀肉。令子淫亂無耻。○雀肉不可合李子食之。○燕肉勿食。入水為蛟龍所啖。

鳥❸獸有中毒箭死者。其肉有毒。解之方。

大豆煑汁及鹽❹汁。服之解。

魚頭正白如連珠。至脊上。食之殺人。❺○魚頭中無

【校勘】

❶鴨卵：《千金要方》卷二十六第五作「雞子」。

❷食之：《千金要方》卷二十六引「食」上有「燕」字，「之」下有「害人」二字。

❸鳥：《外臺》卷三十一作「禽」。

❹鹽：《外臺》卷三十一作「藍」。形近致誤，當據改。《神農本草經》藍實，「主解諸毒」。

❺食之殺人：《外臺》卷三十一引《肘後》作「不可食」。《醫心方》作「破殺人心」。

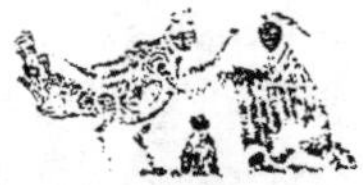

腮者。不可食之。殺人。○魚無腸膽者。不可❶食之。三年陰不起。女子絕生❷。○魚頭似有角者❸。不可食之❹。○魚目合者。不可食之。○六甲❺日。勿食鱗甲之物。○魚不可合雞肉食之。○魚不得合鸕鷀肉食之。○鯉魚鮓。不可合小豆藿食之。其子不可合猪肝食之。害人。○鯉魚不可合犬肉食之。○鯽魚不可合猴雉肉食之。一云不可合猪肝食。○鯷魚合鹿肉生食。令人筋甲縮。○青魚鮓。不可合生葫荽及生葵。并麥中❻食之。○鰌鱔不可合白犬血食之。○龜肉不可合酒果子食之。○鱉目凹陷者及厭下

【校勘】

❶ 不可：《千金要方》卷二十六引無「不可」二字。

❷ 三年陰不起女子絕生：《千金要方》卷二十六「三年」下有「丈夫陰」三字。生，《千金要方》卷二十六引作「孕」。《外臺》卷三十一引《肘後》無「三年」以下九字。

❸ 魚頭似有角者：《醫心方》卷二十九第十六作「凡魚有角」。

❹ 不可食之：《醫心方》「食之」下有「傷人」二字。

❺ 六甲：《外臺》卷三十一引作「甲子」。

❻ 中：《外臺》卷三十一引《肘後》作「醬」。

有王字形者，不可食之。又其肉不得合雞鴨子食之。○龜❶鱉肉不可合莧菜食之。○鰕無鬚及腹下通黑，煮之反白者❷，不可食之❸。○食膾飲乳酪，令人腹中生蟲為瘕。

鱠食之在心胸間不化，吐復不出，速下除之，久成癥病，治之方。

橘皮一兩　大黄二兩　朴硝二兩

右三味，以水一大升，煮至小升，頓服即消。

食鱠多❹不消，結為癥病，治之方。

馬鞭草

【校勘】

❶ 龜：《外臺》卷三十一引《肘後》無。

❷ 煮之反白者：《醫心方》卷二十九第十六無「煮之反白者」五字。

❸ 不可食之：《千金要方》卷二十六第五作「食之害人」。

❹ 多：《外臺》卷三十一引《肘後》「多」上有「冷」字。

右一味，擣汁，飲之○或以姜葉汁，飲之一升，亦消○又可服吐藥吐之。

食魚後食毒❶，兩❷種煩亂，治之方。

橘皮濃煎汁，服之即解。

食鯸鮧魚中毒方。

蘆根煮汁，服之即解。

蠏目相向，足班目赤者❸，不可食之。

食蠏中毒，治之方。

紫蘇煮汁，飲之三升❹○紫蘇子擣汁，飲之，亦良。

【校勘】

❶食魚後食毒：《千金要方》卷二十六第五作「食魚中毒」，當據改。

❷兩：《千金要方》卷二十四第五作「面」。爲是，當改。

❸目赤者：《千金要方》卷二十六第五無此三字。

❹三升：《外臺》卷三十一引張仲景方作「一升」。

又方

冬瓜汁飲二升。食冬瓜亦可。

凡蠏未遇❶霜。多毒。其熟者❷乃可食之。○蜘蛛落食中。有毒。勿食之。○凡蜂蠅蟲蟻等多集食上。食之致瘻。

果實菜穀禁忌并治第二十五

果子生食生瘡。○果子落地經宿。蟲蟻食之者。人大忌食之。○生米停留多日。有損處。食之傷人。○桃子多食令人熱。仍不得❸入水浴。令人病淋瀝❹寒熱病❺。○杏酪不熟。傷人。○梅多食。壞人齒。○李❻不

【校勘】

❶遇：《外臺》卷三十一引《肘後》「遇」作「被」。

❷者：《外臺》卷三十一作「煮」。

❸仍不得：《千金要方》卷二十六第三引作「飽食桃」。

❹令人病淋瀝：《千金要方》卷二十六第三引作「成淋病」。

❺寒熱病：《千金要方》卷二十六第三引無此三字。

❻李：《千金要方》卷二十六第三作「柰」，蘋果的一種，通稱「柰子」，亦稱「花紅」「沙果」。

可多食。令人臚脹。○林檎不可多食。令人百脉弱。○橘柚多食。令人口爽。不知五味。○梨不可多食。令人寒中。金瘡產婦。亦不宜食。○櫻桃杏多食。傷筋骨。○安石榴不可多食。損人肺。○胡桃不可多食。令人動痰飲。○生棗多食。令人熱渴氣脹。寒熱羸瘦者。彌不可食。傷人。

食諸果中毒治之方

猪骨燒灰

右一味。末之。水服方寸匕。○亦治馬肝漏脯等毒。

木耳赤色及仰生者，勿食。菌仰卷及赤色者，不可食。

食諸菌中毒，悶亂欲死，治之方。

人糞汁，飲一升。土漿，飲一二升。

大豆濃煮汁，飲之。服諸吐利藥，並解。

食楓柱菌而哭不止，治之以前方。

誤❶食野芋，煩毒欲死，治之以前方。其野芋根，山東人名魁芋。人種芋，三年不收，亦成野芋，並殺人。

蜀椒閉口者有毒，誤食之，戟人咽喉❷，氣病欲絕❸，或吐下白沫❹，身體痹冷❺，急治之方。

【校勘】

❶ 誤：《外臺》卷三十一引無。

❷ 喉：《外臺》卷三十一引《肘後》無。

❸ 氣病欲絕：《外臺》卷三十一引《肘後》作「使不得出氣」。

❹ 或吐下白沫：《外臺》卷三十一引《肘後》作「令人吐白沫，并吐下」。

❺ 痹冷：《外臺》卷三十引《肘後》「痹冷」作「冷痹」。

肉桂煎汁飲之❶　飲冷水一二升
或食蒜　或飲地漿
或濃煮豉汁❷飲之並解
正月勿食生葱令人面生游風❸○二月勿食蓼傷
人腎○三月勿食小蒜傷人志性○四月八月勿
食胡荽傷人神○五月勿食韭❹令人乏氣力○五
月五日勿食一切生菜發百病○六月七月勿食
茱萸傷神氣○八月九月勿食姜傷人神❺○十月
勿食椒損人心傷心脉❻○十一月十二月勿食薤
令人多涕唾○四季勿食生葵令人飲食不化發

【校勘】

❶肉桂煎汁飲之：《外臺》卷三十一引《肘後》作「煮桂飲汁多益桂」。

❷豉汁：《外臺》卷三十二「豉汁」下有「冷」字，當據補。

❸面生：《千金要方》卷二十六第三「面生」作「面上起」。

❹韭：《千金要方》卷二十六第三引「韭」下有「損人滋味」四字。

❺神：《千金要方》卷二十六第三「神」下有「損壽」二字。

❻心脉：《千金要方》卷二十六第三引作「血脉」。

百❶病。非但食中。藥中皆不可用。深宜慎之。❷○時病差未健。食生菜。手足必腫。○夜食生菜。不利人。○十月勿食被霜生菜。令人面無光。❸目澀。❹心❺痛腰疼。或發心瘧。瘧發時。手足十指爪皆青。困委。○蔥韮初生芽者。食之傷人心氣。○飲白酒。食生韮。令人病增。○生蔥不可共蜜食之。殺人。獨顆蒜彌忌。○棗合生蔥食之。令人病。○生蔥和雄雞雉白犬肉食之。令人七竅經年流血。○食糖蜜後四日內食生蔥蒜。令人心痛。○夜食諸姜蒜蔥等。傷人心。○蕪菁根多食。令人氣脹。○薤不可共牛肉作羹食

【校勘】

❶百：《千金要方》卷二十六第三作「宿」。

❷非但食中……宜慎之：《千金要方》卷二十六第三無此十四字。

❸光：《千金要方》卷二十六第三「光」下有「澤」字。

❹澀：《千金要方》卷二十六第三「澀」下有「痛」字。

❺心：《千金要方》卷二十六第三引無。

之成瘕病。韭亦然。○蓴多病，動痔疾。○野苣不可同蜜食之，作内痔。○白苣不可共酪[1]同食，作䘌蟲[2]。○黄瓜食之，發熱病。○葵心不可食，傷人，葉尤冷。○黄背赤脊者，勿食之。○胡荽久食之，令人多忘。○病人不可食胡荽及黄花菜。○芋不可多食，動病[3]。○妊婦食姜，令子餘指。○蓼多食，發心痛。○蓼和生魚食之，令人奪氣，陰欬疼痛。○芥菜不可共兎肉食之，成惡邪病。○小蒜多食，傷人心力。○

食躁式躁方

豉濃煑汁飲之。

【校勘】

[1] 同：《千金要方》卷二十六第三無。

[2] 作䘌蟲：《千金要方》卷二十六第三引作「必作蟲」。

[3] 病：《千金要方》卷二十六第三作「宿冷」。

鈎吻與芹菜相似。誤食之殺人。解之方。肘後云：與茱萸食芥相似。

薺苨八兩

右一味，水六升，煮取二升，分溫二服。鈎吻生地傍屋草。其莖有毛者。以此別之。

菜中有水莨菪，葉圓而光，有毒。誤食之令人狂亂，狀如中風，或吐血。治之方。

甘草煑汁，服之即解。

春秋二時，龍帶精入芹菜中，人偶食之為病。發時手青腹滿，痛不可忍，名蛟龍病。治之方。

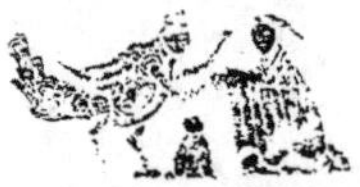

硬糖二三升

右一味日兩度服之。吐出如蜥蜴三五枚差。

食苦瓠中毒治之方。

黎穰煮汁數服之解。

扁豆寒熱者不可食之。久食小豆令人枯燥。食大豆等忌噉猪肉。大麥久食令人作癬。白黍米不可同飴蜜食亦不可合葵食之。莜麥麪多食令人髮落。鹽多食傷人肺。食冷物冰人齒。食熱物勿飲冷水。飲酒食生蒼耳令人心痛。夏月大醉汗流不得冷水洗着身及使扇即成病。飲酒大忌[1]灸腹背[2]，令人腸結。醉後勿飽[3]食，發寒熱。飲酒食猪肉，臥秫稻穰中，則發黃。食飴多飲酒，大忌。凡水及酒，照[4]見人[5]影動[6]者，不可飲之。醋合酪食之，令人血瘕。食白米粥勿食生蒼耳，成走疰。食甜粥已，食鹽即吐[7]。犀角筯攪飲食，沫出及澆地墳起者，食之殺人。

飲食中毒煩滿，治之方。

苦參三兩　苦酒一升半

右二味，煮三沸，三上三下，服之，吐食出，即差。或以水煮亦得。

【校勘】

❶大忌：《千金要方》卷二十六第三作「莫」。

❷背：《千金要方》卷二十六第三無。爲是。

❸醉後勿飽食：《千金要方》卷二十七第二作「醉，不可強食」。

❹照：《外臺》卷三十一作「不」。

❺人：《外臺》卷三十一無。

❻動：《外臺》卷三十一無。

❼吐：《千金要方》卷二十六第四引「吐」後有「或成霍亂」四字。

又方

犀角湯亦佳

貪食食多不消心腹堅滿痛治之方

鹽一升 水三升

右二味煮令鹽消分三服當吐出食便差

礬石生入腹破人心肝亦禁水○商陸以水服殺人○葶藶子傅頭瘡藥成入腦殺人○水銀入人耳及六畜等皆死以金銀着耳邊水銀則吐苦練無子者殺人

凡諸毒多是假毒以投元知時宜煮甘草薺苨

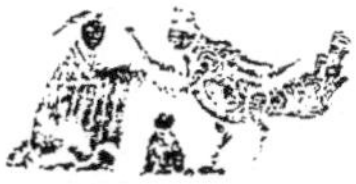

汁飲之。通除諸毒藥。

音釋

㽲古巧切　罙莫兮切深入也

方劑索引

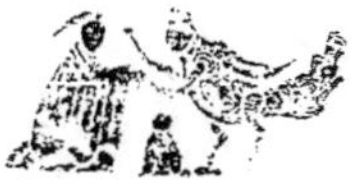

四畫

五畫

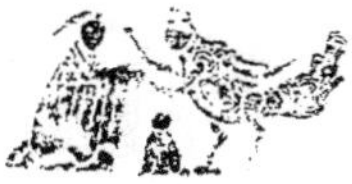

六畫

七畫

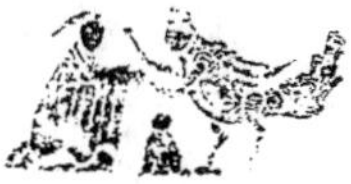

八畫

九畫

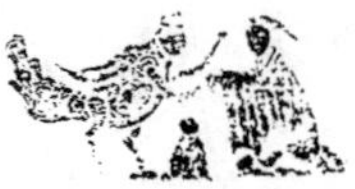

十畫

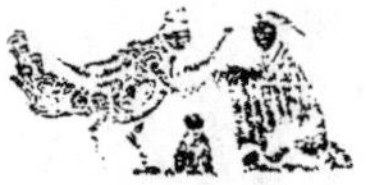

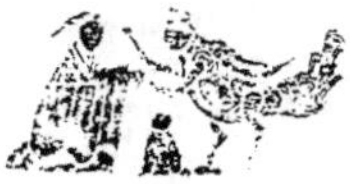

十四畫

十五畫

十六畫及以上

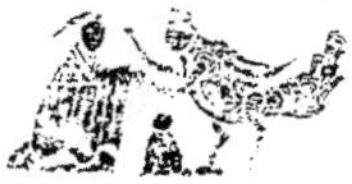